Bernard Croisile

Alzheimer

Inhaltsverzeichnis

Der Herausgeber dankt Baptiste Thiébaud und Jérémie Wagner für ihre Unterstützung sowie Professor André Delacourte, Forschungsleiter beim INSERM[1] in Lille.

[1] Institut national de la santé et de la recherche médicale (Nationales Institut für Gesundheit und medizinische Forschung), A. d. Ü.

Vorwort

Die Alzheimer-Krankheit ist in wenigen Jahren zu einem medizinischen, gesellschaftlichen und menschlichen Problem tragischen Ausmaßes geworden. Es handelt sich um eine häufige, schwere und kostspielige Krankheit. In Deutschland leiden etwa 1,3 Milli onen Menschen an ihr. Die fortschreitende Beeinträchtigung von geistigen und Verhaltensfunktionen führt bei anfälligen Patienten zu einem Zustand schwerer Abhängigkeit. Die Familien tragen die vollen Folgen des Autonomieverlusts und der Gebrechlichkeit der Patienten. Die Alzheimer-Krankheit ist sowohl im Hinblick auf die Gesellschaft als auch im Hinblick auf die Familien für steigende Kosten verantwortlich: Die jährlichen Ausgaben der Bundesrepublik Deutschland für Demenzkrankheiten belaufen sich auf etwa 9,4 Milliarden Euro, dennoch tragen die Familien 66 % der anfallenden Kosten für die Pflege eines Demenz-Patienten selbst.

Es bestehen noch immer viele Vorurteile, darunter die Verwechslung mit der „Senilität". Tatsächlich ist die Alzheimer-Krankheit jedoch eine echte Krankheit, die sich deutlich vom natürlichen Alterungsprozess geistiger Funktionen unterscheidet. Auch wenn letzterer gewiss beschwerlich ist, bringt er doch keine größere Behinderung mit sich. Im Gegensatz dazu entsteht die Alzheimer-Krankheit durch spezifische Schädigungen des Gehirns, die dieses immer stärker beeinträchtigen; zu Beginn ist sie durch Gedächtnisstörungen charakterisiert, die mit der gewöhnlichen Vergesslichkeit, die mit dem Alter verknüpft ist, nicht zu vergleichen sind.

Auch andere neurologische Krankheiten beeinflussen die kognitiven und Verhaltensfunktionen. Sie sind zwar der Öffentlichkeit nicht immer bekannt, aber dennoch häufig (15 – 20 % der Fälle von Demenzerkrankungen), und führen mehr oder minder schnell zu einem Verlust der Autonomie unter Umständen, die sich manchmal von denen der Alzheimer-Krankheit unterscheiden. Es ist wichtig, diese beiden Krankheitsformen auseinander zu halten, denn die therapeutischen Ratschläge und Maßnahmen sind nicht dieselben. Am häufigsten sind frontotemporale Demenzerkrankungen und die Demenz mit Lewy-Körpern.

Die Häufigkeit der Alzheimer-Krankheit und verwandter Krankheiten hat die Ärzteschaft und die öffentliche Hand in Alarmbereitschaft versetzt, wobei sie in ihrer Tätigkeit durch die Deutsche Alzheimer Gesellschaft unterstützt werden. In den letzten Jahren waren die erzielten Fortschritte unbestreitbar: Es lässt sich schon frühzeitiger eine Diagnose stellen, die soziale Unterstützung zur Entlastung der Familien und zur Erleichterung der Betreuung zu Hause entwickelt sich, einige Behandlungsmethoden gestatten zwar nicht die Heilung der Patienten, aber verschaffen ihnen eine wichtige Atempause und eine annehmbarere Entwicklung der Krankheit. Weitere Hoffnungen werden sich vielleicht schon in naher Zukunft erfüllen: eine noch frühzeitigere Diagnose und Behandlungsmethoden, die auf die inneren Mechanismen der Krankheit einwirken. Unterdessen brauchen Patienten und Familien die Unterstützung der Gesellschaft, die die Pflicht hat, sich um ihre Ältesten zu kümmern, die diese Gesellschaft aufgebaut haben.

Dieses Buch gibt Hinweise und Ratschläge. Es ist die Frucht zahlreicher Begegnungen mit Patienten und ihren Familien in den letzten fünfundzwanzig Jahren. Ich bin ihnen dankbar für das, was sie mir gegeben haben. Möge dieses Buch ihnen ein bisschen helfen.

Bernard Croisile
Klinischer Neurologe
Doktor der Neuropsychologie
Beauftragter des Centre Mémoire
de Ressources et de Recherche
des Hospices Civiles in Lyon

1 Wie funktioniert das Gehirn?

NEURONEN UND INFORMATIONSÜBERTRAGUNG

Das Nervensystem besteht aus mehreren Dutzend Milliarden Zellen, die verschiedenen Funktionen zugrundeliegen. Bestimmte dieser Zellen, die Neuronen genannt werden, analysieren die eingegangenen Informationen, übertragen sie an andere Neuronen, speichern sie im Gedächtnis und leiten Reaktionen ein, die an die Situation oder an die Wünsche der Person angepasst sind. Die sensorischen Neuronen übertragen die sensorischen Informationen des Tast-, des Seh-, des Gehör-, des Geschmack- und des Geruchssinns an das Gehirn. Die motorischen Neuronen übertragen die vom Gehirn ausgegebenen Befehle an die Muskeln. Im Innern des Gehirns integrieren zahlreiche Systeme sensorische Informationen und entscheiden über die Motorik. Außerdem gibt es Netze von Neuronen, die mit sehr hoch entwickelten Funktionen befasst sind: Gedächtnis, Sprache, Konzentration, Organisation komplexer Bewegungen (Zeichnen, einen Krawattenknoten binden), hoch entwickelte Erkennung verschiedener Gegenstände (Gesichter, Töne …), Denken, Problemlösen, Stimmungen, Verhalten etc. Diese Netze entsprechen den kognitiven und Verhaltensfunktionen, die auf spezifische Weise von der Alzheimer-Krankheit betroffen sind, während die motorischen und sensorischen Neuronen von ihr verschont bleiben.

Jedes Neuron besteht aus einem Zellkörper und aus Fortsätzen, den so genannten Dendriten oder Axonen. Das Axon ist ein einzelner Fortsatz, der aus dem Zellkörper hervorgeht und mit den Dendriten anderer Neuronen verbunden ist. Die Verbindung zwischen den Fortsätzen findet an einer kleinen Verdickung statt, der sogenannten Synapse. Auf diese Weise sind die Neuronen miteinander durch Tausende synaptischer Verbindungen vereint. Die Regionen des Gehirns, in denen die Zellkörper konzentriert sind, stellen die graue Substanz dar und diejenigen, in denen sich die Axone befinden, machen die weiße Substanz aus.

Die Neuronen erzeugen, empfangen und übertragen ein elektrisches Signal, das so genannte Aktionspotential. Auf der Ebene der Synapsen geschieht die Informationsübertragung von einem Neuron zu einem anderen mittels der Freisetzung eines chemischen Moleküls, dem so genannten Neurotransmitter. Mehr als 100 Neurotransmitter wurden im Gehirn identifiziert. Im Hinblick auf die Gedächtnissysteme sind die am häufigsten verwendeten Neurotransmitter Glutamat, GABA und vor allem Azetylcholin, das insbesondere bei der Alzheimer-Krankheit fehlt.

DIE ORGANISATION DES GEHIRNS: EMPFINDUNGEN UND HANDLUNGEN

Die Hemisphären

Das Gehirn ist in zwei Gehirnhemisphären unterteilt, eine rechte und eine linke. Jede Hemisphäre empfängt Tastempfindungen und steuert die Bewegungen der gegenüberliegenden Körperhälfte. Außerdem spielt jede eine Rolle bei bestimmten, sehr spezialisierten Verhaltensweisen: Die linke Hemisphäre ist zum Beispiel ausschlaggebend für die Sprache, während die rechte Hemisphäre bei der Analyse des Raumes stärker zum Einsatz kommt. Die Hirnrinde entspricht einer dünnen Schicht grauer Substanz auf der Oberfläche des Gehirns. In der Tiefe der Hemisphären befinden sich auch Gruppen von Neuronenzellkörpern, die graue Kerne genannt werden. Die graue Substanz ist der Ort, an dem elementare sensorische Prozesse (Sehen, Hören, Tasten, Schmecken, Riechen) und motorische (sich bewegen) gesteuert werden, sowie höher entwickelte geistige Prozesse, die sogenannten kognitiven Funktionen (wiedererkennen, sich erinnern, denken, schöpferisch tätig sein, sprechen ...).

Die Gehirnlappen

Die Oberfläche jeder Gehirnhemisphäre ist von zahlreichen Windungen ausgebeult, die durch Furchen voneinander getrennt sind (**Abb. 1**). Die Windungen gruppieren sich in fünf Hauptregionen oder Lappen: Okzipital-, Parietal-, Temporal-, Frontallappen und die Insula. Die Okzipital-, Parietal- und Temporallappen bilden den hinteren Teil der Gehirnhemisphären. Jeder dieser drei Lappen ist auf eine oder mehrere sensorische Funktionen speziali-

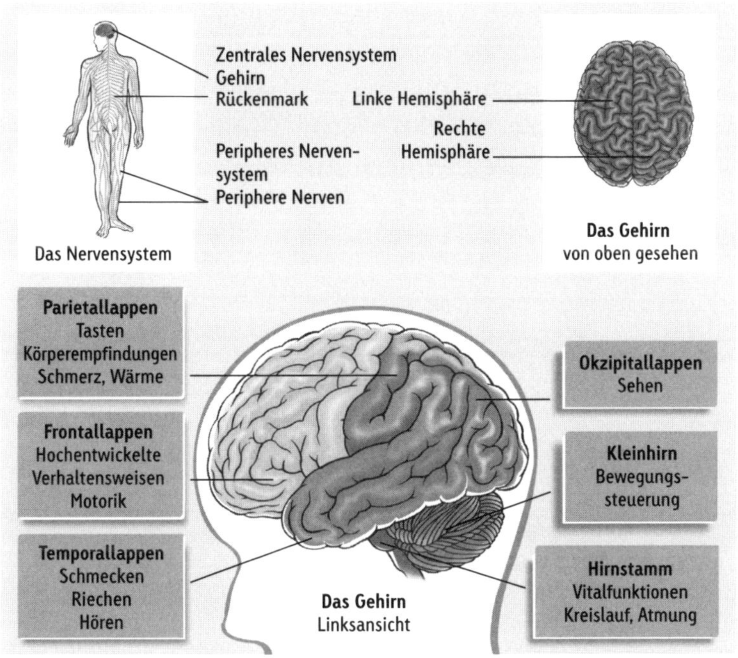

Abbildung 1: Organisation des Gehirns

siert: der Okzipitallapen auf das Sehen, der Parietallappen auf das Tasten und schließlich der Temporallappen auf das Hören, Schmecken und Riechen. Der linke Temporallappen spielt eine wichtige Rolle bei der Sprache. Der linke Parietallappen spielt eine bedeutende Rolle beim Schreiben und der Organisation von Bewegungen. Der rechte Parietallappen ist für die Bewegung im Raum wichtig.

Natürlich gestatten Verbindungen zwischen diesen verschiedenen Lappen den Austausch, den Vergleich und die Modifikation ihrer jeweiligen Informationen. Im vorderen Teil der Gehirnhemisphären befasst sich der Frontallappen, der 40 % des gesamten Gehirns ausmacht, mit allen möglichen Formen des Handelns. Tatsächlich sind diese Frontalregionen Gebiete, die besonders auf hoch entwickelte Verhaltensweisen ausgerichtet sind: Sie steuern die Persönlichkeit, den Charakter, die Kreativität und die hoch entwickelten kognitiven Operationen wie zum Beispiel Planung, Strategie, Organisation und Antizipation. In jedem Temporallappen befindet sich ein Gebiet, das Hippocampus genannt wird und dem Input des Gedächtnisschaltkreises für neue Informationen entspricht. Bei fortschreitender Alzheimer-Krankheit sind die Hippocampi zuerst betroffen. Anschließend breitet sich die Krankheit in andere kognitive und verhaltensbezogene Regionen des Gehirns aus.

2 Die Alzheimer-Krankheit verstehen

WAS IST DEMENZ?

Der Ausdruck „Demenz“ hat zwar unglücklicherweise die Nebenbedeutung von „Wahnsinn“, doch wird dieser medizinische Begriff verwendet, um bei einer erwachsenen Person die Gesamtheit neurologischer Krankheiten zu bezeichnen, durch deren Schädigungen sich die verschiedenen Gehirnregionen, die am Verhalten, der Persönlichkeit und den kognitiven Funktionen (Gedächtnis, Sprache, Aufmerksamkeit, Denken ...) beteiligt sind, allmählich verändern. Selbst wenn sie mit steigendem Alter zunehmen, sind die Demenzkrankheiten kein unabwendbares Schicksal des Alterungsprozesses, sondern echte Krankheiten, die auf Schädigungen des Gehirns zurückgehen. Diese Veränderungen wirken sich zunehmend auf das berufliche, gesellschaftliche und familiäre Leben des Patienten aus. Der Begriff „Demenz“ ist mehrdeutig, weil er sowohl das klinische Stadium des Autonomieverlusts als auch die Gruppe neurologischer Krankheiten bezeichnet, die diesen Autonomieverlust in ihrem Endstadium beinhaltet (**Abb. 2**). Eine Demenz ist also durch die Veränderung mehrerer kognitiver oder verhaltensbezogener Funktionen charakterisiert, die sich wenigstens sechs Monate lang immer deutlicher entwickelt: Gedächtnis, Sprache, Aufmerksamkeit, Rechnen, Gesten, Wiedererkennen, Urteil, schlussfolgerndes Denken, abstraktes Denken, Ideenbildung, Stimmung, Persönlichkeit.

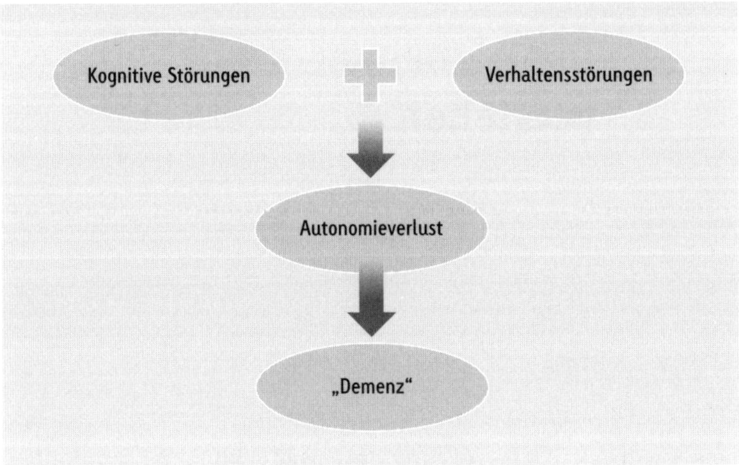

Abbildung 2: Eine Demenz ergibt sich aus der Verringerung und schließlich aus dem Verlust der Autonomie eines Patienten infolge der fortschreitenden Veränderung seiner kognitiven Funktionen und des Auftretens von Verhaltensstörungen.

Diese Defizite sind weder an eine Verwirrung noch an eine Beeinträchtigung im psychiatrischen Sinne gebunden. Der Einfluss der geistigen und verhaltensbezogenen Veränderungen genügt, um die Aktivität des Patienten im Vergleich mit seiner vorherigen Aktivität einzuschränken und seine Tätigkeiten im Alltagsleben erheblich zu behindern. Diese Verringerung der Autonomie führt immer mehr zu einem Zustand der vollkommenen und irreversiblen Abhängigkeit von seiner Umgebung.

Demenzsyndrome

Entsprechend der Natur und der Lage der Gehirnschädigungen gibt es vielerlei Ursachen für Demenzerkrankungen. Es gibt also nicht „eine" Demenz, sondern „mehrere" Demenzsyndrome. Man unterscheidet zwei große Typen von Demenzerkrankungen, die degenerativen Demenzen und die nicht-degenerativen Demenzen. Die degenerativen Demenzen sind am häufigsten (90 % aller Demenzerkrankungen), sie ergeben sich aus dem fortschreitenden und irreversiblen Verlust von Neuronen infolge ihrer Degeneration. Die bekannteste degenerative Demenzerkrankung ist die Alzheimer-Krankheit. Die nicht-degenerativen Demenzen sind seltener und gehen auf vaskuläre, infektiöse, entzündliche Prozesse und auf Alkoholmissbrauch und Mangelernährung zurück.

Auch wenn häufig die Gedächtnisstörungen der Alzheimer-Krankheit hervorgehoben werden, muss man doch wissen, dass das Gedächtnis bei anderen Demenzerkrankungen manchmal verhältnismäßig intakt ist.

Die Demenzerkrankungen stellen eine demographische, medizinische und gesellschaftliche Herausforderung dar. Sie bilden die wichtigste Ursache für eine schwere Abhängigkeit alter Menschen: Sie sind der häufigste Grund für die Verlegung in ein Pflegeheim [siehe S. 144 f.], 57 % der in Pflegeheimen lebenden Menschen sind dement, und schließlich haben 30 % aller Personen, die häusliche Pflegeleistungen beantragt haben [siehe S. 165], dies aufgrund einer Demenzerkrankung getan.

DIE DEFINITION DER ALZHEIMERKRANKHEIT

Die Alzheimer-Krankheit ist die häufigste Demenzerkrankung. Sie ist eine degenerative Erkrankung des Gehirns, bei der die Veränderung und das Verschwinden von Neuronen zunehmend die Gesamtheit der Gehirnregionen betreffen, die an geistigen und verhaltensbezogenen Funktionen beteiligt sind. Die ersten betroffenen Regionen sind diejenigen, die für das Behalten neuer Informationen zuständig sind, was erklärt, warum die Krankheit mit Klagen über Gedächtnisausfälle und mit Gedächtnisstörungen beginnt. Die Ausweitung der Gehirnschädigungen bringt weitere Störungen zum Vorschein, die die Autonomie des Patienten immer stärker behindern.

Senile und präsenile Demenz

Die Alzheimer-Krankheit hat nichts mit Senilität zu tun, sondern es handelt sich um eine echte Krankheit. Unglücklicherweise wird der Begriff der senilen Demenz immer noch in der medizinischen, juristischen oder Verwaltungsterminologie verwendet, obwohl die Wissenschaftler ihn seit etwa 25 Jahren aufgegeben haben!

Lange Zeit bezeichnete man die Alzheimer-Krankheit mit „präsenile Demenz“ und begrenzte sie auf Patienten unter 65 Jahren, während der Begriff „senile Demenz“ den Demenzerkrankungen vorbehalten war, die nach dem Alter von 65 Jahren auftreten. In den 1980er Jahren stellte man jedoch fest, dass die Patienten, die von der „senilen Alzheimer-Krankheit“ betroffen waren, dieselben Symptome und dieselben Gehirnschädigungen wie diejenigen mit „präseniler Demenz“ aufwiesen. Es hatte keinen Sinn mehr, diese beiden Erkrankungen zu trennen, die folglich unter dem einheitlichen Begriff der Alzheimer-Krankheit vereint wurden.

Eine echte Krankheit

Diese folgerichtige Entscheidung, dieselbe Bezeichnung „Alzheimer-Krankheit“ zu verwenden, was auch immer das Alter des Patienten sei, hatte die Erhöhung der Anzahl von Fällen zur unmittelbaren Folge, da die senilen Demenzerkrankungen nach 65 zehn Mal häufiger sind als die Alzheimer-Krankheit vor 65.

Während die senile Demenz der Altersschwäche zugeordnet wurde, hat die Tatsache, sie mit der Alzheimer-Krankheit zu vereinigen, außerdem die negative Sicht des Lebensendes beseitigt, indem den alten Menschen, die von einer echten Krankheit betroffen sind, ihre Würde zurückgegeben wurde. Im Übrigen sollte man betonen, dass die Alzheimer-Krankheit nicht die Folge einer Beschleunigung der Alterung des Gehirns ist: Sie ist eine echte Krankheit, deren wichtigster Risikofaktor nicht im Alterungsprozess (im Abbau von Gehirnstrukturen), sondern im Alter (im Zustand der chronologischen Fortgeschrittenheit) besteht.

Für Ärzte und Forscher ist es durchaus möglich, die Alzheimer-Krankheit vom natürlichen Alterungsprozess der geistigen Funktionen zu unterscheiden.

Häufig, schwer und kostspielig

Die Alzheimer-Krankheit ist eine häufige Krankheit, die mit der Verlängerung der Lebensdauer zunimmt. Diese schwere und tödliche Krankheit hat schwerwiegende Folgen für die Umgebung des Patienten, der gezwungen ist, die Betreuung des zunehmenden Autonomieverlusts übernehmen zu lassen.

Sie ist eine kostspielige Krankheit, die einen bedeutenden medizinischen, familiären und gesellschaftlichen Aufwand erfordert. Die jährlichen, mit Demenzerkrankungen verbundenen Ausgaben belaufen sich auf etwa 9,4 Milliarden Euro, dennoch tragen die Familien 66 % der anfallenden Kosten für die Pflege eines Demenz-Patienten selbst.

Schließlich ist sie eine Krankheit, die oft nicht erkannt wird und medizinisch unterversorgt ist, vor allem bei einem Alter von mehr als 85 Jahren, wo sie als Senilität etikettiert wird, aber auch in den Anfangsstadien, in denen nur einer von drei Patienten identifiziert wird. Während es sich um eine Erkrankung handelt, auf die man mit passenden Maßnahmen einwirken kann, führt die Alzheimer-Krankheit insgesamt zu einer wesentlichen Ungleichheit im Zugang zu elementaren Betreuungsangeboten, ob es sich nun um die Anwendung spezifischer Therapien handelt, über die wir gegenwärtig verfügen, um unverzichtbare soziale Unterstützungsmaßnahmen oder um die passende Betreuung von Begleitpathologien, die die Entwicklung der Krankheit verschlechtern.

EIN PAAR ZAHLEN

Die Demenzerkrankungen und darunter die Alzheimer-Krankheit sind sehr häufige Krankheiten, deren Zunahme zu einem großen Teil mit der Verlängerung der Lebenserwartung der Bevölkerung verknüpft ist. Man nimmt an, dass die Mehrheit von Personen mit Demenzerkrankungen länger als 65 – 70 Jahre lebt. Das Statistische Bundesamt schätzt die Zahl der Patienten in Deutschland, die älter als 65 Jahre alt und von einer Demenz betroffen sind, auf 1,2 Millionen. Von den Erkrankten sind 70 % Frauen, 68 % älter als 80 Jahre. Zu diesen 1,2 Millionen muss man die 20 000 Fälle von Demenzerkrankungen hinzuzählen, die vor dem Alter von 65 Jahren auftreten.

Zum Vergleich sind 120000 Patienten in Deutschland von multipler Sklerose betroffen und weitere 100000 von der Parkinson'schen Krankheit. Nach Angaben der Deutschen Alzheimer Gesellschaft hatte 2010 1 % der 60-Jährigen eine Alzheimer-Krankheit oder eine Demenzerkrankung, wobei die Rate danach ansteigt, bis sie 33 % bei den Personen erreicht, die älter als 90 Jahre sind. Man veranschlagt die jährliche Zahl aller

DER ALTERUNGSPROZESS DER BEVÖLKERUNG

1975 betrug die Lebenserwartung für Männer 69 und für Frauen 77 Jahre. 2007 lag die Lebenserwartung von Männern bei 77 und die von Frauen bei 84 Jahren. 2050 ist es möglich, dass die Lebenserwartung von Männern 82 und die von Frauen 91 Jahre beträgt.

Im Jahr 2000 waren 23,6 % der deutschen Bevölkerung älter als 60 Jahre, 2005 waren es 25 % und 2010 liegt die Zahl wahrscheinlich bei über 26 %.

Insgesamt gibt es etwa 25 Millionen Patienten auf der Welt, die an einer Demenzerkrankung leiden.

Zwischen 2007 und 2050 wird sich in Deutschland die Zahl Demenzkranker von ca. 1,1 auf 2,2 Mio. verdoppeln, wobei der Anteil an der Gesamtbevölkerung von 1,3 auf 3,2 % steigen wird, da diese auf ca. 69 Mio. geschrumpft sein dürfte.

neuen Demenzerkrankungen in Deutschland auf fast 300 000. Die Bevölkerungsvorausschätzungen deuten darauf hin, dass es 2020 in Deutschland 1,5 Millionen Fälle von Demenzerkrankungen geben wird; für 2040 liegt die Schätzung bei 2,2 Millionen.

Im Zentrum der Demenzerkrankungen ist die Alzheimer-Krankheit ab einem Alter von 75 Jahren am häufigsten: Im Alter von 65 – 69 Jahren macht sie nur etwa 25 % der Demenzerkrankungen aus, während im Alter von 90 – 94 Jahren 86 % der Demenz der Patienten auf die Alzheimer-Krankheit zurückzuführen ist. Ein junger Mensch, der von einer Demenzerkrankung betroffen ist, hat also tatsächlich seltener die Alzheimer-Krankheit als ein älterer.

Die Alzheimer-Krankheit beschränkt sich nicht auf die reichen Länder. Die Entwicklungsländer sind ebenfalls mit dem wachsenden Problem von Demenzerkrankungen konfrontiert. So zählt Indien 2,5 Millionen Fälle von Demenz und China 5 Millionen. Der Alterungsprozess und seine medizinisch-sozialen Folgen gehören zu den Prioritäten des 10. Fünfjahresplans Chinas.

SCHÄDIGUNGEN DES GEHIRNS

Die Alzheimer-Krankheit ist eine Folge von Anomalien bestimmter Proteine im Gehirn. Wie Dr. Alois Alzheimer 1906 bei seiner ersten Patientin beschrieben hatte, kann man bei der Untersuchung des Gehirns eines verstorbenen Patienten mit dem Mikroskop zwei Arten von spezifischen Schädigungen der Gehirnrinde erkennen.

Zwischen den Neuronen sitzen senile Plaques (oder amyloide Plaques), die aus Ablagerungen von Beta-Amyloid-Protein bestehen und von Neuronentrümmern umgeben sind. Diese amyloide Substanz ist für die Neuronen giftig. Die zweite Art von Schädigung besteht in einer Degeneration der Nervenfasern:

Die betroffenen Neuronen werden von anomalen Mengen verdrillter Fibrillen befallen, deren Hauptbestandteil ein hyperphosphoryliertes Tau-Protein ist. Diese Anomalie verändert die Funktion und die Architektur der Neuronen genauso wie Stahlträger schlechter Qualität zum Zusammenbruch eines Lagerschuppens oder zur schlechten Funktion einer Eisenbahnstrecke führen.

Das Gedächtnis

Die senilen Plaques und die degenerierten Nervenfasern befinden sich vor allem in den Gehirnregionen, die für die Gedächtnisspeicherung zuständig sind (Hippocampi), was dazu führt, dass das erste Symptom der Alzheimer-Krankheit ein schnelles Vergessen von Informationen aus jüngerer Zeit ist. Anschließend verbreiten sie sich zunehmend im Gehirn, und zwar vor allem in denjenigen Regionen, die geistige Leistungen und das Verhalten steuern. Diese Schädigungen werden außerdem von der Reduktion des Neurotransmitters Azetylcholin begleitet. Dieses chemische Molekül spielt eine wichtige Rolle bei der Kommunikation zwischen den Gedächtnisneuronen. Die Feststellung dieses Mangels stand am Ursprung der Erfindung der ersten Behandlungsmethoden der Krankheit.

Andere Demenzerkrankungen

Manchmal geschieht es, dass die senilen Plaques und die degenerierten Nervenfasern beginnen, sich in anderen Regionen als denen festzusetzen, die für das Gedächtnis zuständig sind, was dazu führt, dass bestimmte nicht-amnestische Demenzerkrankungen durch denselben Mechanismus verursacht werden wie die amnestische Alzheimer-Krankheit. Am häufigsten sind die mit der Alzheimer-Krankheit verwandten Krankheiten die Folge anderer Arten von Schädigungen des Gehirns.

DIE VERSCHIEDENEN FORMEN DER ALZHEIMER-KRANKHEIT

Die familiären Formen

Die erblichen Formen der Alzheimer-Krankheit sind in Deutschland sehr selten und für weniger als 5 % der Fälle verantwortlich. Es handelt sich um eine autosomal-dominante Erblichkeit, das heißt, dass 50 % der Familienmitglieder Träger einer Mutation eines Gens sind, das sich auf den Chromosomen 21, 14 oder 1 befindet.

Alle diejenigen, die Träger der Mutation sind, entwickeln unweigerlich die Krankheit und geben sie an die Hälfte ihrer Nachkommen weiter. Diejenigen, die die Mutation nicht besitzen, erkranken nicht und geben die Krankheit auch nicht an ihre Kinder weiter.

Das Alter, in dem diese familiären Formen der Alzheimer-Krankheit beginnen, variiert je nach dem beteiligten Chromosom: 45 bis 60 Jahre beim Chromosom 21, 35 bis 60 Jahre beim Chromosom 14 (70 % der Fälle aller familiären Formen) und 40 bis 85 Jahre beim Chromosom 1. Auch wenn anhand eines Bluttests feststellbar ist ob eine Disposition für die Erkrankung an Alzheimer vorliegt, ist es dennoch nicht möglich vorherzusagen, ob der Betreffende tatsächlich eine Alzheimer-Krankheit entwickelt.

Die sporadischen Formen

Die nicht-erblichen Formen der Alzheimer-Krankheit werden sporadische genannt. Sie treten nicht bei beliebigen Personen auf und man konnte eine gewisse Anzahl von Faktoren bestimmen, die ihr Erscheinen begünstigen oder umgekehrt ihr Auftreten verzögern. Die genauen Ursachen für die Auslösung der Alzheimer-Krankheit sind immer noch unbekannt, insbesondere warum sie sich bei manchen Patienten entwickelt, während ihr andererseits sehr alte Menschen zu entkommen scheinen. Es ist vor allem wichtig, diese Krankheit über die gesamte Lebensspanne hinweg zu sehen: Ihr Auftreten ergibt sich wahrscheinlich aus einem Ungleichgewicht zwischen schützenden und verstärkenden Faktoren.

RISIKOFAKTOREN

Alter und Geschlecht

Wie wir schon gesehen haben, ist das Alter der wichtigste Risikofaktor für das Auftreten einer Alzheimer-Krankheit: Mit dem Alter nimmt die Zahl der Fälle exponentiell zu (**Abb. 3**).

Ab 95 Jahren ist der Alterseffekt weniger deutlich und die Untersuchung des Gehirns von Hundertjährigen hat gezeigt, dass man in diesem fortgeschrittenen Alter nicht unbedingt an Schädigungen der Alzheimer-Krankheit leidet.

Das weibliche Geschlecht ist ebenfalls ein Risikofaktor: Ab 75 Jahren kommt die Alzheimer-Krankheit bei Frauen häufiger als bei Männern vor (ein 1,5 bis 2-mal größeres Risiko). Die einschlägige Hypothese macht einen Östrogenmangel oder die Schutzrolle von Androgenen geltend. Da Frauen auch viel länger als Männer leben, ist es offensichtlich, warum es insgesamt viel mehr Frauen gibt, die von dieser Krankheit betroffen sind.

Bildung und kognitiv stimulierender Lebensstil

Die Krankheit kommt häufiger bei Personen mit niedrigem Bildungsniveau vor. Dagegen ist das Risiko bei Personen geringer, die einen kognitiv stimulierenden Lebensstil haben. Dabei handelt es sich um alle diejenigen geistigen Tätigkeiten, die die Aufrechterhaltung und Instandhaltung eines wirksamen Netzes von Neuronen ermöglichen: Arbeiten, Lesen, ins Theater oder

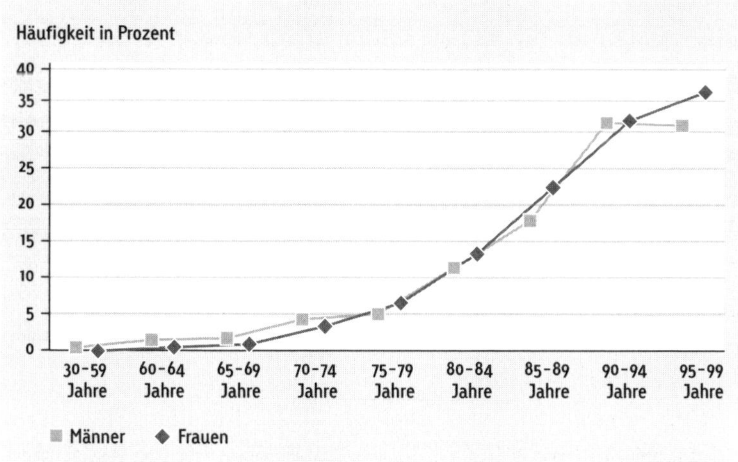

Abbildung 3: Prozentsatz der Fälle von Demenzerkrankungen (Alzheimer-Krankheit und verwandte Krankheiten) in Abhängigkeit vom Geschlecht und Alter.

Kino gehen, sich um seine Enkel kümmern, Gesellschaftsspiele machen, sich durch Übungen auf dem Computer fit halten, im Garten arbeiten, reisen, ein soziales Netz unterhalten etc. Es gibt keine Tätigkeit, die wirksamer als eine andere ist. Was zählt, ist die Reichhaltigkeit und die Vielfalt. Einsamkeit verdoppelt das Risiko der Alzheimer-Krankheit. Tägliche Leibesübungen reduzieren ebenfalls das Risiko.

Die „Reserven"

Ein Studium und die Ausübung vielfältiger geistiger Tätigkeiten begünstigen die Entstehung neuer Neuronen (Gehirnreserven) und die Entwicklung neuronaler Verbindungen (kognitive Reserven), wobei das Ganze gestattet, die Ausdehnung der Schädigungen durch die Krankheit und damit ihr klinisches Auftreten teilweise zu kompensieren. Die Autopsie sehr alter amerikanischer Nonnen hat tatsächlich gezeigt, dass manche von ihnen trotz des Bestehens von Schädigungen durch die Alzheimer-Krankheit am Ende ihres Lebens nicht dement waren.

Depression

Eine chronische Depression erhöht ebenfalls das Risiko, an Alzheimer zu erkranken: Dafür gibt es eine zweifache Erklärung. Einerseits unterhalten depressive Patienten kein soziales Netz und Aktivitäten, von denen man weiß, dass sie das Auftauchen der Krankheit verzögern können. Andererseits schwächt die dauernde Belastung während einer chronischen Depression anscheinend den Hippocampus und macht ihn empfindlicher für die Schädigungen der Alzheimer-Krankheit.

Vaskuläre Risikofaktoren

Bluthochdruck, Diabetes oder ein Überschuss an Cholesterin haben sich in jüngerer Zeit als Risikofaktoren für die Alzheimer-Krankheit herausgestellt.

Ein fortschreitendes Alter wird von dem Auftreten kleiner Schädigungen der Blutgefäße im Gehirn begleitet. Das sprunghafte oder allmähliche Auftreten dieser Schädigungen der Blutgefäße beschleunigt, selbst wenn sie minimal sind, offenbar die Auslösung der Alzheimer-Krankheit, indem ihre klinischen Anzeichen deutlicher hervortreten, während diese kleinen Schädigungen der Blutgefäße an sich nicht in der Lage sind, das Gesamtbild einer Demenzerkrankung hervorzubringen. In anderen Fällen erzeugen diese Schädigungen, wenn sie in großer Zahl oder an entscheidenden Stellen auftreten, reine vaskuläre Demenzerkrankungen.

Die anderen Faktoren

Die Ernährung spielt ebenfalls eine schützende Rolle: eine Mittelmeerdiät (auch Kreta-Diät genannt) ist offenbar mit einer deutlichen Verringerung des Risikos der Alzheimer-Krankheit verbunden. Regelmäßiger und mäßiger Alkoholkonsum (ein bis zwei Gläser Wein pro Tag) ist mit einem geringeren Risiko für das Auftreten der Alzheimer-Krankheit assoziiert. Die schützende Wirkung geht anscheinend auf die Tannine und Flavonoide zurück, die im Wein enthalten sind.

➯ RISIKO- UND SCHUTZFAKTOREN

Risikofaktoren

- Alter
- Weibliches Geschlecht (über 75 Jahre)
- Niedriges soziales und Bildungsniveau
- Kardio-vaskuläre Faktoren
- Familiäre Vorgeschichte von Demenzerkrankungen
- Allel Epsilon 4 von ApoE
- Trisomie 21

Schutzfaktoren

- Hohes soziales und Bildungsniveau
- Kognitiv stimulierender Lebensstil
- Mittelmeerdiät
- Behandlung kardio-vaskulärer Faktoren
- Regelmäßige Leibesübungen

Weitere Risikofaktoren, die genannt wurden, sind: Vorkommen von Aluminium im Trinkwasser, Schädeltraumata mit Koma.

Diese Faktoren sind umstritten. Ihre Rolle besteht offenbar nicht darin, zur Entstehung einer Alzheimer-Krankheit zu führen, sondern ihr Auftreten bei Patienten zu verstärken, die sich schon im Krankheitsprozess befinden.

Genetische Elemente, die selbst bei der sporadischen Form vorkommen

Bei den sporadischen Formen der Alzheimer-Krankheit gibt es einen genetischen Risikofaktor, der mit dem Gen für das Apolipoprotein E (ApoE) auf dem Chromosom 19 verbunden ist.

ApoE ist ein Transportprotein für Fette, welches bei der Regeneration der Synapsen eine Rolle spielt. Es gibt drei Formen des Gens für dieses Protein (Epsilon 2, 3 und 4): Die Form Epsilon 4 des Gens erhöht das Risiko einer Erkrankung um das 4- bis 18-fache und führt darüber hinaus zu ihrer früheren Auslösung. Dieses Gen stellt allerdings kein Merkmal für die Krankheit dar, das heißt, dass die Tatsache, dass man Epsilon 4 besitzt, nicht unweigerlich die Alzheimer-Krankheit nach sich zieht. Man kann auch an Alzheimer erkranken, wenn man die Formen Epsilon 2 oder 3 hat.

Schließlich ist die Tatsache, einen Vater oder eine Mutter zu haben, die von der Alzheimer-Krankheit betroffen sind, unabhängig von den genetischen familiären Formen mit einem erhöhten Risiko verbunden, die Krankheit selbst zu bekommen. In jüngerer Zeit wurden weitere genetische Risikofaktoren identifiziert.

3 Symptome und Anzeichen

DIE KOGNITIVEN ANZEICHEN DER KRANKHEIT

Die Alzheimer-Krankheit lässt sich durch das fortschreitende Auftreten verschiedener Symptome definieren, die sich aus der allmählichen Verschlechterung der Gesamtheit von Geistes- und Verhaltensfunktionen des Patienten ergeben. In erster Linie ist das Gedächtnis betroffen.

Das Gedächtnis

Die Alzheimer-Krankheit ist durch vorzeitige und schwere Gedächtnisprobleme geprägt. Man muss die subjektiven Klagen, die vom Patienten und seiner Umgebung berichtet werden, von den nachweisbaren Störungen unterscheiden, die bei Gedächtnistests objektiviert werden. Die Klagen sind vom Beginn einer Alzheimer-Krankheit an sehr charakteristisch.

Wie lassen sich die Klagen über das Erinnerungsvermögen, die auf natürliche Alterungsvorgänge zurückgehen, von denen unterscheiden, die mit der Alzheimer-Krankheit zu tun haben? Zunächst muss man hervorheben, dass mit zunehmendem Alter Klagen über Gedächtnisprobleme zwar häufiger werden, ihre Merkmale sich aber von dem unterscheiden, was man bei einer Demenz beobachtet. Beim natürlichen Alterungsprozess beklagt sich eine normale Person selbst, dass sie sich nicht mehr an eine Telefonnummer erinnert, ihre Schlüssel oder Brille nicht mehr findet, nicht mehr weiß, was sie in einem bestimmten Zimmer tun wollte, sich nicht mehr daran erinnert, ob sie die Wohnungstür auch abgeschlossen hat. Diese Schwierigkeiten spiegeln einfach mangelnde Aufmerksamkeit oder das Vergessen von automatisierten Handgriffen wieder. Die Senioren bemerken ebenfalls, dass ihnen nicht mehr leicht oder schnell Eigennamen oder der Titel des Films einfallen, den sie am Abend zuvor gesehen haben. Diese Vergesslichkeit ist trivial und bringt die Schwierigkeit zum Ausdruck, spontan Informationen wiederzufinden, die tatsächlich gut gespeichert sind und die nach einigen Augenblicken oder eben auch erst am nächsten Tag wieder erinnert werden. Schließlich wurden die Ereignisse, die man vor kurzem erlebt hat, nicht vergessen, sondern nur die Einzelheiten oder das präzise Datum sind ungenau. Jedenfalls ist eine normale ältere Person imstande, ihre Schwierigkeiten durch geeignete Strategien zu mildern, indem sie zum Beispiel in ihren Terminkalender schaut, sich ein Ablagefach kauft oder sich stärker konzentriert.

Objektive Abnahme von Fähigkeiten

Im Falle der Alzheimer-Krankheit ist es vor allem die Familie des Patienten, die über starke Vergesslichkeit berichtet: „Ich muss ihm alles wiederholen, weil er nichts behält!" Der Patient leidet in der Tat an einem schweren und sehr raschen Gedächtnisverlust – oft schon nach wenigen Minuten – mit Bezug auf das, was man ihm gerade gesagt hat. Er wiederholt mehrmals dieselben Fragen und es gelingt ihm nicht, sich an die Antworten zu erinnern, auch wenn es sich um wichtige Punkte handelt. Diese Fälle von Vergesslichkeit treten anfänglich nur zeitweise auf, werden aber mit der Zeit zu einem Dauerzustand.

Sie haben dramatische Auswirkungen auf die Autonomie des Patienten, weil er regelmäßig vergisst, seine Medikamente einzunehmen, oder sich in seinem Stadtviertel verirrt. Der Patient zeigt keinerlei Initiative mehr und seine Umgebung muss sich unter anderem um den Haushalt, die Einkäufe, die Mahlzeiten kümmern. Er vergisst völlig neue Ereignisse, die nur ein paar Tage alt sind und macht wiederholt Fehler auf bekannten Strecken.

➡ DAS GEDÄCHTNIS VERSTEHEN

Das Gedächtnis arbeitet in drei Schritten: die Aufnahme neuer Informationen, ihre Sicherung und endgültige Speicherung und schließlich das Abrufen alter oder neuer Informationen.

Das Kurzzeitgedächtnis (oder Arbeitsgedächtnis) gestattet die zeitweilige Speicherung einer kleinen Menge von Informationen, um sie zu analysieren und sie länger als einige Minuten im Gedächtnis zu behalten. Dieser Schritt, der der endgültigen Speicherung vorausgeht, erfordert gute Konzentration.

Er wird durch Alter, Beruhigungsmittel, Angst, Depression und Überarbeitung geschwächt. Das Arbeitsgedächtnis ist auch bei der Alzheimer-Krankheit frühzeitig betroffen.

Man unterscheidet drei Speicher des Langzeitgedächtnisses. Das episodische Gedächtnis speichert persönliche Erlebnisse. Das semantische Gedächtnis bezieht sich auf kulturelle Wissensinhalte. Das prozedurale Gedächtnis bewahrt die Spur wiederholter Bewegungen auf.

Zu Beginn der Alzheimer-Krankheit wird die Aufnahme und Konsolidierung neuer Informationen immer schwieriger, während die älteren persönlichen Erlebnisse, kulturelle Wissensinhalte und wiederholte Bewegungen besser erinnert werden.

Selbst die Hilfestellungen, die die Umgebung bereitstellt, gestatten dem Patienten nicht, das wiederzufinden, was er sucht. Die Gedächtnisstörungen sind verantwortlich für eine Desorientierung im Hinblick auf Daten, wobei sich der Patient über das jeweilige Jahr oder den Monat täuschen kann. Außerdem ist es möglich, dass er die Orientierung bezüglich des Tagesverlaufs verliert, indem er sich hinsichtlich der Essens- oder Schlafenszeiten irrt. Da die Schwierigkeiten sich häufig ändern, ist die Umgebung des Patienten oft fassungslos und zwar manchmal so sehr, dass sie an der Wirklichkeit der Gedächtnisstörungen zweifelt.

VON DER TRIVIALITÄT ZUR BEUNRUHIGUNG

Was trivial ist

- Gelegentliche Schwierigkeiten, den Namen wenig bekannter Personen (entfernte Bekannte, Schauspieler) wiederzufinden
- Nicht mehr zu wissen, wo man Alltagsgegenstände hingelegt hat (Schlüssel, Brille, Karaffe ...)
- Sich auf neuen Wegen zu verirren
- Schwierigkeiten bei einer ermüdenden Tätigkeit zu haben oder bei einer Tätigkeit, die man nicht besonders mag oder die man selten ausübt
- Ungenauigkeiten bei kürzlich erlebten, persönlichen Ereignissen (genaues Datum, Einzelheiten ...)
- Die Person bemerkt ihre Vergesslichkeit selbst

Was alarmieren sollte

- Häufiges Vergessen des Namens von nahe stehenden Personen (Enkel, Nachbarn, Freunde)
- Nicht mehr wissen, wo alltägliche Gegenstände eingeräumt sind (Kleider, Geschirr, Werkzeuge ...)
- Sich auf vertrauten Wegen zu verirren
- Bei der Ausführung bevorzugter Tätigkeiten ein solches Unbehagen zu verspüren, dass man sie aufgibt (Basteln, Gartenarbeit, Gesellschaftsspiele)
- Vergessen, dass man vor kurzem wichtige persönliche Ereignisse erlebt hat (Familienfeste, Geburtstage, Besuch von Freunden ...)
- Die Gedächtnisstörungen werden vor allem von der Umgebung wahrgenommen.

Das Bewusstsein der Krankheit

Bei einigen sehr leichten Formen ist sich der Patient manchmal seiner Gedächtnisstörungen sehr bewusst, was bei ihm zu einem reaktiven Depressionssyndrom führt. Daraufhin unterschätzt oder leugnet der Patient seine Schwierigkeiten (Anosognosie). Er versteht nicht, warum er beim Arzt ist und kann sogar mit Nachdruck behaupten, dass alles in Ordnung ist, auch wenn er von seinem Ehegatten schon seit zwei Jahren betreut wird! Patienten, die ihre jüngste Vergangenheit vergessen haben, sind in der Tat davon überzeugt, dass sie das Kochen, die Einkäufe, den Haushalt richtig erledigen: Es handelt sich nicht um Fabulierungen, sondern eher um die auf den gegenwärtigen Alltag transponierte Erinnerung daran, dass man früher, als man noch wirklich autonom war, diese Tätigkeiten ausgeführt hat.

Diese Unterschätzung erklärt, warum der Alzheimer-Patient nie alleine zur Sprechstunde kommt, sondern immer von jemandem aus seiner Umgebung begleitet wird, der sich mehr Sorgen macht als er selbst. Jedenfalls wäre der Patient nicht in der Lage, alleine zum Krankenhaus zu kommen.

Lange Zeit werden alte Gedächtnisinhalte besser erinnert, was manchmal auf die Umgebung des Patienten beruhigend wirkt. Bestimmte besonders schmerzhafte Erinnerungen (beispielsweise an den Krieg oder an eine Scheidung) tauchen vorzugsweise wieder auf und vermitteln den Eindruck, dass der Patient „faselt“. Im Laufe der Krankheitsentwicklung verschwinden die älteren Erinnerungen, der Patient erkennt seine Enkelkinder nicht mehr, dann seine Kinder, dann seinen Ehegatten und will am Ende seine seit langem verstorbenen Eltern wieder sehen. Die kulturellen Wissensinhalte (semantisches Gedächtnis) und

Normale ältere Personen haben Schwierigkeiten, sich an alte oder neue Informationen zu erinnern, Alzheimer-Patienten haben Schwierigkeiten, neue Informationen zu lernen.

die Erinnerung an Handlungen (prozedurales Gedächtnis) bleiben am Anfang intakt, verschwinden aber mit fortschreitender Krankheit.

Es handelt sich nicht um mangelnde Anstrengung!

Die Umgebung des Patienten ist oft davon überzeugt, dass er nur mehr aufpassen und sich nur mehr anstrengen, manchmal sogar „intelligenter" sein müsse. Tatsächlich rühren die Schwierigkeiten der Patienten aber von einer Krankheit und nicht von mangelndem Willen her. Die Familien sind von den unsteten Leistungen der Patienten oft überrascht. Diese Unstetigkeit ist jedoch zu erwarten, da diese progressive Krankheit nicht sofort die Gesamtheit der neuronalen Schaltkreise zerstört. Von einem Augenblick zum nächsten erleiden die Patienten „Ausfälle", die durch Ermüdung, die Abenddämmerung, jahreszeitliche Schwankungen und sogar Mondphasen begünstigt werden. Manchmal behalten die Patienten Informationen in Bereichen, die sie interessieren oder motivieren, was die Umgebung ärgert, die häufig davon überzeugt ist, dass der Patient sich „absichtlich" so verhält. So spielen zum Beispiel echte Alzheimer-Patienten Bridge und merken sich die Trümpfe und das Kartenspiel, ohne jedoch die geringste Erinnerung an die Unterhaltungen des Abends oder gar an die Kartenpartie zu haben! Andere Patienten benutzen auch weiterhin eine Zeit lang richtig die öffentlichen Verkehrsmittel.

Die Sprache

Zu Beginn der Alzheimer-Krankheit stellen die Familien fest, dass der Patient wenig spricht, weniger oft ein Gespräch beginnt oder bei Familientreffen zurückgezogen bleibt. Die Patienten haben auch große Schwierigkeiten, Wörter zu finden, selbst wenn es sich um einfache handelt (Wortfindungsstörungen oder Anomie) und ersetzen sie durch andere Wörter derselben Kategorie (zum Beispiel Tisch für Stuhl), unbestimmte Wörter (Dings, Dingsbums),

MAN DARF SICH VON DEN ERKLÄRUNGEN DER PATIENTEN NICHT TÄUSCHEN LASSEN

Um ihre Schwierigkeiten zu entschuldigen, finden die Patienten oft Erklärungen, die sie für vernünftig halten. Sie finden es nur folgerichtig, dass sie den Namen des Bundeskanzlers nicht kennen, weil sie sich nicht für Politik interessieren! Patienten, die nicht in der Lage sind, ihre Telefonnummer zu nennen, machen geltend, dass sie sich ja schließlich nie selbst anrufen! Patienten, die das laufende Jahr nicht angeben können, erklären, dass sie die Jahre nicht mehr zählen, seit sie in Rente sind! Man darf sich von diesen Erklärungen, mit denen die Patienten ihren Gedächtnisschwund zu verbergen suchen, nicht täuschen lassen. Es ist nicht normal, das Jahr, den Namen des Bundeskanzlers und seine eigene Telefonnummer nicht zu kennen!

generische Wörter (Tier für Hund) oder erklärende Phrasen („Gib mir dieses Ding zum Schreiben").

Dieser Verlust des genauen Wortes ist anfänglich auf seltene oder wenig verwendete Wörter begrenzt, bevor er sich auch auf gebräuchliche Wörter erstreckt. Die Grammatik verschlechtert sich im Laufe der Krankheitsentwicklung ebenfalls.

Das Verstehen, Lesen und Schreiben sind anfangs intakt. Danach liest der Patient, ohne zu verstehen und kann keinen Brief oder eine Grußkarte mehr verfassen. Er verliert die Rechtschreibung der Wörter und schreibt sie oft so, wie er sie hört, bevor er sie völlig entstellt. Viel später zerrüttet die Form der Buchstaben und ihre Anordnung auf dem Blatt die Schrift. Das Verstehen kann normal bleiben, und zwar selbst im fortgeschrittenen Stadium der Krankheit, sodass man immer auf der Hut sein muss, was man in Gegenwart der Patienten sagt. Die Störungen des Verstehens gehen ebenso auf den Verlust des Sinnes der Wörter zurück wie auf Schwierigkeiten, sich auf zu lange oder zu komplexe Sätze zu konzentrieren. Im Lauf der Zeit wird die mündliche Kommunikation durch zahlreiche Mängel des Zusammenhangs schwer beeinträchtigt.

Die Bewegungen

Manche vorzeitigen Bewegungsstörungen werden erst bei einer medizinischen Untersuchung entdeckt (Fehler bei der Nachahmung von Handlungen oder bei der Reproduktion von Zeichnungen). Die Bewegungsschwierigkeiten bei den Tätigkeiten des Alltagslebens werden von der Umgebung des Patienten erst später wahrgenommen. Man spricht davon, dass er eine Apraxie aufweist, deren Stärke und Beginn zeitlich und von einem Patienten zum anderen variieren können.

Diese Schwierigkeiten können auch unbemerkt bleiben, denn der Patient vermeidet bestimmte Bewegungen, die er nicht mehr ausführen kann, oder seine Umgebung springt spontan für ihn ein. Der Patient fühlt sich daher zunächst unbehaglich bei der Benutzung komplexer Gegenstände und Geräte (elektrische Haushaltsgeräte, Fernbedienung, Dosenöffner), dann von einfacheren (Besteck, Rasierapparat, Zahnbürste). Schwierigkeiten beim Ankleiden (Ankleideapraxie) treten im Allgemeinen am Ende der Entwicklung auf (Ausrichtung der Ärmel, Schnürsenkel, Knopfleisten und Verschlüsse ...). Diese Bewegungsstörungen führen zu einer schweren Abhängigkeit bei den Tätigkeiten des Alltagslebens und spannen die Umgebung stark ein.

Die Wiedererkennung komplexerer Gebilde

Die Wiedererkennung von Bildern, Gegenständen, vertrauten Gesichtern wird schwierig. Man sagt, dass der Patient eine Agnosie aufweist. Es ist nicht nur möglich, dass die Personen, die zur Umgebung gehören, nicht nur nicht wiedererkannt (Prosopagnosie), sondern manchmal auch für Doppelgänger gehalten werden, durch die sie ersetzt wurden (Capgras-Syndrom), was immer eine Quelle der Beunruhigung und Aggressivität ist. Die räumliche Analyse ist mangelhaft, was zu einer Desorientierung sogar an vertrauten Orten führt und so weit gehen kann, dass der Patient sich zu Hause verirrt. Manchmal ist er nicht in der Lage, gleichzeitig mehrere Gegenstände zu sehen, die er zu ertasten versucht. Diese Identifikationsfehler, die häufig vorübergehen, sind eine Quelle von Angst und Aggression.

Denken und Urteilen

Diese Geistesfunktionen bilden die Grundlage jeder gesellschaftlichen Tätigkeit, sie gestatten die Anpassung an unvorhergesehene oder neue Ereignisse. Ihre vorzeitige Beeinträchtigung bei der Alzheimer-Krankheit führt bei bestimmten Entscheidungsvorgängen (Haushaltsführung) oder bei der Ausführung risikobehafteter Tätigkeiten (Autofahren, Basteln, Jagd, Beaufsichtigung von Enkelkindern …) zu Fehlern.

SIND SICH DIE PATIENTEN IHRER KRANKHEIT BEWUSST?

Im Falle der Alzheimer-Krankheit unterschätzen die Patienten ihren Gedächtnisschwund und ihre Schwierigkeiten zunächst und leugnen dann beides. Manchen Patienten ist es dennoch möglich, ihre Vergesslichkeit zu analysieren und sowohl ihr Urteilsvermögen als auch ihren Humor zu bewahren. Wie jene sehr amnestische Patientin, die ihre Tage in der Anstalt folgendermaßen beschrieb: „Das Leben ist lustig, wir lachen, ich sehe zu, wie die anderen schlafen."

Eine andere behauptete: „Es ist ganz gut, bestimmte Dinge zu vergessen."

Eine ehemalige Anästhesistin erklärte: „Für eine Anästhesistin ist es das höchste der Gefühle, ich habe Schlafstörungen!"

Eine andere sagte: „Ich bin eine glückliche Frau, je schlimmer es wird, um so weniger fällt es mir auf!"

DIE PSYCHISCHEN UND VERHALTENS-BEZOGENEN ANZEICHEN

Zu Beginn der Alzheimer-Krankheit sind die Verhaltensstörungen eher selten und gemäßigt. Sie werden allmählich deutlicher, bis sie von der Umgebung immer weniger toleriert werden. Sie sind auch dafür verantwortlich, dass der Patient in eine fachärztliche Einrichtung gebracht wird. Nicht alle treten bei ein und demselben Patienten auf. Außerdem können sie schwanken und spontan verschwinden, um später wiederzukehren.

Psychische und verhaltensbezogene Störungen

Manche depressiven und Angstzustände sind Reaktionen auf die ersten Gedächtnisschwierigkeiten. Diese Symptome depressiver Befindlichkeit verzögern häufig die Diagnose der Alzheimer-Krankheit, indem sie sie auf eine reine Depression lenken. In der Folge führen die fortschreitenden Veränderungen des Gedächtnisses und der Sprache zu Frustration und Wut.

Die Verhaltensstörungen sind vielfältig: Desinteresse, Apathie, Abstumpfung der Gefühle, Rückgang der Initiative, Verlangsamung, Rückzug von Gesellschaft und Familie, Verlust der Freude an der Verwirklichung gewöhnlicher Freizeitbeschäftigungen, Klinophilie (die Patienten bleiben den ganzen Tag liegen). Umgekehrt drücken die Patienten eine joviale Gleichgültigkeit oder eine Euphorie aus, die im Gegensatz zu ihrer gewöhnlichen Persönlichkeit steht. Manche Patienten sind von einem Wechsel zwischen Apathie und Verschlimmerung der Gefühle betroffen. Die Apathie ist ein häufiges Symptom: Sie wird manchmal als Faulheit interpretiert und ist für die Helfenden oft eine größere Herausforderung als die Rastlosigkeit.

Manchmal beobachtet man im Entwicklungsverlauf Halluzinationen, die gewöhnlich visuell sind, wahnhafte fixe Ideen, wie zum Beispiel Eifersuchtswahn oder die Überzeugung, bestohlen worden zu sein (um den Verlust von Gegenständen zu erklären), das Gefühl, von einem Fremden verfolgt zu werden. Der Patient kann mit imaginären Personen sprechen, sogar mit Fernsehmoderatoren oder -schauspielern.

Verwirrende Reaktionen

Im fortgeschrittenen Stadium stellen Reizbarkeit, Aggressivität und Wut häufige Anzeichen der Krankheit dar, und zwar sowohl bei der Sprache (Worte, Schreie, Flüche) als auch bei Handlungen. Viele Patienten gehorchen ihrer Umgebung nicht, die sie nicht mehr zur Vernunft bringen kann, ohne einen Konflikt heraufzubeschwören.

Die Desorientierung, der Orientierungsverlust, das Nichterkennen vertrauter Personen, das Erscheinen von Pflegepersonal, das einen neuen Rhythmus erzwingt, rufen verständliche Panikreaktionen bei den Erkrankten hervor. Die ständige Ruhelosigkeit ist eine weniger schwere Form, die jedoch für die Umgebung genauso störend ist, insbesondere dann, wenn sie in der Nacht auftritt.

Im Falle der fortgeschrittenen Alzheimer-Krankheit lassen sich abweichende motorische Verhaltensweisen beobachten: ständiges Reiben der Glieder oder der Stirn, ununterbrochenes Umherwandern des Patienten, der manchmal seinem Ehegatten bei den geringsten Bewegungen folgt, aus Angst, allein gelassen zu werden (Godot-Syndrom), stereotype Bewegungen (ständiges Aufräumen, Einordnen oder Umstellen von Gegenständen, übermäßiges Nachprüfen, Diebstahl und Anhäufung von Gegenständen).

Vereinfacht gesagt, stellt man zwei Kreise entgegengesetzter Verhaltensweisen fest, die sich jedoch bei demselben Patienten manchmal abwechseln: Manche ziehen sich ohne irgendeine Initiative in sich selbst zurück, andere sind ruhelos und aggressiv. Was auch immer der Fall sein mag, so sind beide für die Familie untragbar, die weder den früheren Charakter noch die frühere Persönlichkeit des Patienten wiedererkennt.

Wie lassen sich diese Störungen erklären?

Es gibt mehrere Erklärungen für die psychischen und verhaltensbezogenen Störungen. Manche Störungen gehen auf Schädigungen von Gehirnregionen durch die Alzheimer-Krankheit zurück, die auf spezifische Weise am Verhalten und der Persönlichkeit beteiligt sind. Überfordernde oder unerwartete Lebensereignisse, Veränderungen des Umfelds oder Änderungen des Ortes oder des Pflegepersonals verschlimmern diese Störungen häufig. Ohne dass dies die Regel darstellt, werden sie auch von der vorherigen Persönlichkeit beeinflusst: Eine ruhige Person wird eher ein apathischer Patient sein, eine besorgte und aktive Person wird dagegen eher ruhelos sein. Schließlich löst das Auftreten der Krankheit heftige Manifestationen im Verhalten aus: Infektionen, Zurückhalten des Urins, Wasserverlust, chirurgische Eingriffe, Einweisung ins Krankenhaus. Die ersten Male der ambulanten Aufnahme oder der endgültige Eintritt in ein Heim rufen häufig eine zeitweilige Aufgeregtheit hervor.

Schlaf, Ernährung, Schließmuskelfunktionen

Häufig kommt es zu einer Umkehrung des Schlaf-Wach-Rhythmus. Der Patient schläft zuviel am Tag oder beginnt langsam seinen Vormittag, während die Nacht von häufigem Aufwachen und Herumgehen in der Wohnung unterbrochen ist. Unter dem Begriff der Dämmerungsangst versteht man das Auftreten einer Angst, einer Aggressivität, einer Verwirrung oder eines Widerstands am Ende des Tages, beim Einbruch der Nacht. Es ist auch möglich, dass die Patienten die Fensterläden mitten am Tag

> Die Alzheimer-Krankheit ist nicht nur eine Krankheit des Gedächtnisses, sondern auch eine Krankheit des schlussfolgernden Denkens, des Zusammenhangs der Gedanken, der Kommunikation, der Persönlichkeit und des Verhaltens.

schließen wollen. Sie haben keinen Hunger mehr, was zum Teil ihre Abmagerung erklärt. Umgekehrt können sie mehrere Mahlzeiten zu sich nehmen, weil sie vergessen, dass sie schon gegessen haben. Manchmal ändert sich ihr Geschmack und sie ziehen Süßes vor oder essen immer dieselbe Art von Nahrungsmittel. Bei fortgeschrittenen Formen der Krankheit tritt eine Urininkontinenz zuerst in der Nacht und dann ständig auf. Daran schließt sich eine Darminkontinenz an.

4 Diagnose und Entwicklung

WIE WIRD DIE DIAGNOSE GESTELLT?

Sichere oder wahrscheinliche Diagnose?

Gegenwärtig beruht die „sichere Diagnose“ der Alzheimer-Krankheit auf der Untersuchung des Gehirns mit dem Mikroskop, nachdem der Patient gestorben ist: Eine Autopsie zeigt tatsächlich in bestimmten Hirnregionen einen abnormen Anteil von senilen Plaques und degenerierten Neurofibrillen. Zu Lebzeiten des Patienten spricht die Alzheimer-Krankheit trotzdem auf eine genaue medizinische Definition an, die sie vom einfachen Alterungsprozess des Geistes unterscheidet. Ihre Diagnose gründet sich im Wesentlichen auf eine klinische Untersuchung. Sie beruht auf einer Befragung des Patienten und seiner Umgebung, die durch eine neuropsychologische Untersuchung (Tests) vervollständigt wird, welche kognitive und Verhaltensstörungen bestätigen. Die Rolle der ergänzenden Untersuchungen (Biologie, bildgebende Verfahren zur Untersuchung des Gehirns) besteht darin, andere Krankheiten auszuschließen, die bestimmte Anzeichen der Krankheit imitieren können. Auch wenn ein strenger Beweis zu Lebzeiten des Patienten fehlt, haben Studien doch gezeigt, dass, wenn ein erfahrenes Medizinerteam die „wahrscheinliche Diagnose“ der Alzheimer-Krankheit stellt, eine Autopsie diese Diagnose in 98 % der Fälle bestätigte, wobei die restlichen 2 % selteneren Formen von Demenzerkrankungen entsprechen.

Neuropsychologische Tests

Die internationalen Kriterien der Alzheimer-Krankheit beruhen auf einer Befragung und einer detaillierten Untersuchung der kognitiven Funktionen, die von einem Mediziner und einem Psychologen durchgeführt werden, manchmal noch unterstützt von einem Logopäden. Ein erster unverzichtbarer Schritt ist die gründliche Befragung des Patienten und seiner Familie anhand von Skalen, die die Schwierigkeiten im Alltag bewerten. Die bloße Beobachtung des Verhaltens des Patienten enthält schon umfassende Informationen: Im Falle von Fragen wendet sich der Patient an seinen Ehegatten oder antwortet ausweichend mit Scherzen oder unrealistischen Erklärungen.

Die psychologische Untersuchung selbst besteht aus verschiedenen Tests, die nacheinander die Funktion des Gedächtnisses, der Sprache, der Aufmerksamkeit, des Zeichnens, des Denkens, der Bewegung ... untersuchen. Um Wirkungen des natürlichen Alterungsprozesses auszuschließen, werden die Leistungen des getesteten Patienten immer mit denen einer Gruppe von Kontrollpersonen verglichen, die ein vergleichbares Alter, Geschlecht und Bildungsniveau aufweisen. Die Gedächtnisstörung wird durch das Lernen einer Geschichte oder einer Liste von Wörtern gemessen, die der Patient zunächst unmittelbar und dann etwa 10 bis 20 Minuten später wiederholen soll. Wenn es einem Patienten nicht gelingt, ein Wort wie „Leuchtertisch" wiederzufinden, wird er unterstützt, indem man ihm den Hinweis gibt, dass „das gesuchte Wort ein Möbelstück ist." Während normalen älteren Menschen durch diesen Hinweis praktisch immer geholfen wird, gelingt es den Alzheimer-Patienten nicht, das Wort wiederzufinden, was deutlich zeigt, dass sie es nicht geschafft haben, es zu speichern. Das Gedächtnis für Zeichnungen wird ebenfalls getestet. Die Sprache wird durch die Benennung von Zeichnungen von Gegenständen untersucht und durch das Abrufen von Wortfolgen, die mit einem bestimmten Buchstaben beginnen oder zu einer bestimmten Kategorie gehören. Man kann auch Wörter schreiben lassen, eine vorgestellte Szene beschreiben und abstrakte Figuren zeichnen lassen. Die Wiederholung größer werdender Zahlenreihen bewertet die Konzentrationsfähigkeiten des Patienten. Das Denk- und Urteilsvermögen wird durch andere Tests eingeschätzt.

Unterschiedlich lange Tests

Manche Tests werden von einem Allgemeinmediziner, andere von neurologischen oder geriatrischen Fachärzten durchgeführt, die im Privatsektor des Krankenhauses oder in einer Gedächtnissprechstunde arbeiten, wieder andere werden ausschließlich von Psychologen oder Logopäden einer Gedächtnissprechstunde durchgeführt. Die neuropsychologische Untersuchung wird also je nach der Person, die die Untersuchung leitet, aber auch je nach dem Schweregrad der Krankheit unterschiedlich lang sein. Zu schwierige Tests rufen beim Patienten ein Gefühl verhängnisvollen Scheiterns hervor.

Der MMS

Der MMS (*Mini Mental State*) ist ein Test, der systematisch durchgeführt wird. Er diagnostiziert weder Demenz noch Alzheimer, sondern gestattet die Einschätzung des Grades der kognitiven Veränderung anhand eines Ergebnisses von maximal 30 Punkten. Seine Interpretation ist manchmal heikel, da das Ergebnis vom Alter und der Schulbildung des Patienten beeinflusst wird: Ein Ergebnis von 25 kann daher bei manchen Personen mit geringer Schulbildung normal, bei anderen aber pathologisch sein. Eine Alzheimer-Krankheit wird bei einem Ergebnis von 20 bis 26 als leicht, von 15 bis 19 als mäßig, von 10 bis 14 als mäßig bis schwer und jenseits von 10 als schwer betrachtet. Der MMS ist ebenfalls hilfreich bei regelmäßigen Nachfolgeuntersuchungen des Patienten.

Andere Untersuchungen

Gegenwärtig gibt es keine Blutuntersuchung, mit der man die Alzheimer-Krankheit diagnostizieren könnte. Wenn bestimmte biologische Untersuchungen trotzdem durchgeführt werden, dann um andere Krankheiten auszuschließen oder Anomalien zu bestimmen, die bei älteren Menschen häufig vorkommen können (Nieren, Schilddrüse, Leber, Blutkörperchen ...). Seit kurzem lässt sich anhand der Konzentration des Amyloidproteins und des Tau-Proteins in der Rückenmarksflüssigkeit (die durch eine Lumbalpunktion bestimmt wird) das Vorliegen der Alzheimer-Krankheit bestätigen. Diese kostspielige Untersuchung wird nur bei schwierigen Diagnosen oder bei jungen Menschen durchgeführt.

Mit einer Computertomographie (CT) und einem MRT des Gehirns lässt sich die Alzheimer-Krankheit nicht diagnostizieren: Diese Untersuchungen können normale Ergebnisse aufweisen oder eine Atrophie von Gehirnregionen zeigen, insbesondere derjenigen, die am Gedächtnis (Hippocampus und innere Temporalregionen) und am Verhalten (Frontalregionen) beteiligt sind. CT und MRT gestatten auch den Ausschluss anderer Krankheiten des Gehirns, die einer Alzheimer-Krankheit ähneln könnten (Tumore, Infarkte oder Blutergüsse ...).

Andere Untersuchungen wie die Hirnszintigrafie (SPECT) oder PET-Scans zeigen eine Verringerung der Funktion derselben Regionen, ohne auch hier wiederum die Krankheit bestätigen zu können. Diese kostspieligen Untersuchungen sind als Routineverfahren nicht unbedingt **notwendig**. Sie werden vor allem bei atypischen Krankheitsbildern oder bei Forschungsarbeiten eingesetzt. Wahrscheinlich lassen sich durch solche Untersuchungen in einigen Jahren die senilen Plaques auf präzise Weise feststellen.

Diagnosefallen

Der kognitive Verfall, der auf natürliche Weise mit dem Alter einhergeht, wird immer von charakteristischen Klagen über das Gedächtnisvermögen und die Aufmerksamkeit begleitet, die wir schon besprochen haben. Auch wenn im Übrigen die Gedächtnis-

➔ ZUR ZEIT …

Eine klinische Untersuchung, die eine Befragung des Patienten und seiner Umgebung umfasst und von neuropsychologischen Tests ergänzt wird (Gedächtnis, Sprache …), ermöglicht eine wahrscheinliche Diagnose der Alzheimer-Krankheit. Eine Lumbalpunktion kann manchmal bei schwierigen Diagnosen oder bei jungen Menschen hilfreich sein. Mit CT und MRT lässt sich die Alzheimer-Krankheit nicht diagnostizieren.

tests normaler älterer Menschen offensichtlich leistungsschwächer ausfallen als bei jüngeren Menschen, so erreichen sie doch bessere Ergebnisse als die von Alzheimer-Patienten. Ohne dement zu sein, haben ältere Menschen manchmal abnorme Ergebnisse in Gedächtnistests (*Mild Cognitive Impairment* oder leichte kognitive Störungen). Der Entwicklungsverlauf von manchen dieser Personen zeigt, dass diese Ergebnisse dem nicht-dementen Stadium der Krankheit entsprechen.

Dieses Stadium kann mehrere Monate dauern, wobei das jährliche Entwicklungsrisiko für eine nachweisliche Alzheimer-Krankheit bei 10 % liegt. In den etwa zehn Jahren, die dem Auftreten der Alzheimer-Krankheit vorausgehen, gibt es wahrscheinlich schon Gedächtnis- oder Sprachprobleme: Da sie anhand des Maßstabs einer Gruppe von normalen älteren Menschen durchgeführt wurden, gestatten diese Arbeiten leider nicht, diejenigen Personen individuell zu bestimmen, die ein Risiko der Krankheitsentwicklung tragen.

Schwere Depressionen werden von kognitiven Störungen begleitet, die manchmal gravierend sind, Konzentrationsschwierigkeiten und ein Desinteresse am Alltag beinhalten und sich in Klagen über das Gedächtnis äußern. Das Vorhandensein von Traurigkeit und düsteren Gedanken verbunden mit einem deutlichen Missverhältnis zwischen der Intensität der Klagen und einer guten Alltagstüchtigkeit sind entscheidende Faktoren, um diese manchmal pseudo-dementen Depressionsformen zu erkennen. Man sollte allerdings nicht vergessen, dass eine Alzheimer-Krankheit mit einer Depression beginnen oder Phasen der Depression beinhalten kann.

Die geistige Verwirrung entspricht Störungen des Wachzustands und Konzentrationsschwierigkeiten, wobei es zu zusammenhanglosen Gedanken und einer Zerrüttung des Ausdrucks kommt. Ihr Auftreten vollzieht sich rasch, ja sogar plötzlich und ihre Entwicklung ist unstetig. Die geistige Verwirrung ist beim älteren Menschen mit verschiedenen, häufig auftretenden Problemen verbunden: Infektionen, Wasserverlust, Überdosierung von Medikamenten, Schädeltrauma. Auch hier darf man nicht vergessen, dass die Alzheimerkrankheit manchmal mit einer geistigen Verwirrung beginnt und in ihrem Verlauf Phasen der geistigen Verwirrung beinhalten kann.

Es ist immer wichtig, die Alzheimer-Krankheit von anderen Demenzen zu unterscheiden, denn die Betreuung, die entsprechenden Ratschläge und die Behandlung sind nicht immer gleich.

KRANKHEITSVERLAUF

Die Alzheimerkrankheit entwickelt sich schrittweise in verschiedenen Phasen, die in acht bis zwölf Jahren zum Tod des Patienten führen. Die Entwicklung variiert von einem Fall zum anderen, denn auch wenn die Krankheit bei allen Patienten dieselben Stadien durchläuft, verschlimmert sie sich doch unterschiedlich schnell und in Phasen mit unterschiedlicher Dauer. In der Regel entwickeln sich Formen, die vor einem Alter von 60 Jahren begonnen haben, schneller als diejenigen mit späterem Beginn nach 75 Jahren.

Verschiedene Entwicklungsverläufe

Diese Regel gilt jedoch nicht uneingeschränkt, da jeder Patient seine eigenen Entwicklungsbesonderheiten aufweist. Dieser Verlauf wird natürlich durch das Vorhandensein anderer Krankheiten verschärft. Beispielsweise ist bekannt, dass der Entwicklungsverlauf sich bei einem allein lebenden, an Diabetes leidenden oder mangelhaft ernährten Patienten schneller vollzieht. Die spezifischen Behandlungsmethoden der Alzheimer-Krankheit, die gegenwärtig zur Verfügung stehen, haben ihrerseits nicht die Dauer der Krankheit, sondern das Wohlbefinden des Patienten und seiner Umgebung verändert, indem sie die psychischen und verhaltensbezogenen Störungen verringert und die Einweisung in eine Einrichtung um etwa zwei Jahre verzögert haben.

Die Anfangsphase oder leichte Phase (zwei bis vier Jahre)

Diese Phase ist im Wesentlichen durch Gedächtnisstörungen charakterisiert, die neue Informationen und jüngste Ereignisse betreffen, welche nur ungenau erinnert werden. Die Gedächtnisausfälle behindern die Alltagstätigkeiten, was sie von denjenigen Gedächtnisschwierigkeiten unterscheidet, die mit dem natürlichen Alterungsprozess verbunden sind. Die Umgebung muss allmählich die Leitung der Behandlung, des Haushalts und des Transports übernehmen. Der Patient weist Ungenauigkeiten bei Kalenderdaten auf und verirrt sich leicht. Er will immer noch Auto fahren. Wortfindungsstörungen sind ebenfalls üblich und das spontane Schreiben lässt nach (Grußkarten, Postkarten ...). Unachtsamkeit kommt sehr häufig vor. Manche Patienten können mit der Unterstützung ihrer Kinder oder Nachbarn noch alleine bei sich zu Hause leben.

In diesem Stadium ist sich der Patient oft seiner Schwierigkeiten bewusst. Daraus ergibt sich häufig eine Depression, die die Diagnose auf Abwege führt. Man stellt einen Rückgang der Initiative, wachsende Reizbarkeit, Desinteresse an den üblichen Tätigkeiten (Basteln, Gartenarbeit, Lesen, Einkaufen, Haushalt) fest. Diese

> **W**ährend der leichten Phase ist der Zustand des Patienten trügerisch, denn die Schwierigkeiten variieren oder vermitteln den Eindruck einer Depression.

Veränderungen verstärken auch den Eindruck einer atypischen Depression.

Bei manchen Patienten kann die Krankheit mit vereinzelten Sprach- und Verhaltensstörungen beginnen. Eine sprunghafte Auslösung nach einer chirurgischen Operation, einer Infektion oder einer Reise ist ebenfalls möglich.

Die gemäßigte Phase oder Zustandsphase (zwei bis sechs Jahre)

Das Gebaren deutet gänzlich auf die Alzheimer-Krankheit hin. Die Autonomie des Patienten verringert sich, die geistigen Störungen verschlimmern sich, es treten psychische und verhaltensbezogene Störungen auf, oder diese Störungen verschärfen sich. Der Patient hat keine räumliche Orientierung mehr, kann aber manchmal auch weiterhin ganz alleine einkaufen gehen. Der Gedächtnisschwund ist stark und anhaltend, die Gedächtnisausfälle betreffen nicht nur Unterhaltungen, sondern auch die Erinnerung an Ereignisse, die erst kürzlich erlebt wurden. Der Patient leugnet oder unterschätzt seine Schwierigkeiten. Er wäre nicht in der Lage, sicher alleine bei sich zu Hause zu bleiben ohne die Hilfe seines Ehegatten oder das Vorhandensein von Betreuungskräften. Die Desorientierung in der Zeit und im Raum ist dauerhaft. Denken und Planen sind tiefgreifend verändert. In der leichten Phase ist der Zustand des Patienten trügerisch, denn die Schwierigkeiten variieren oder vermitteln den Eindruck einer Depression.

Die spontane Sprache verarmt, fehlende Zusammenhänge treten in Erscheinung, und zwar sowohl auf der Ebene des Gesamtsinnes dessen, was der Patient meint, als auch auf der Ebene der Wahl seiner Wörter, die entweder entstellt sind oder durch andere ersetzt werden (Löffel anstatt Gabel). Das Verständnis des Gehörten und des Gelesenen ist verändert. Der Patient schreibt nicht mehr spontan und macht jedenfalls zahlreiche Rechtschreibfehler.

In diesem Stadium ist die Ausführung von alltäglichen Bewegungen gestört, das Anziehen ebenso wie der Gebrauch von Geräten oder Werkzeugen. Diese Störungen werden von Schwierigkeiten beim Wiedererkennen von Gegenständen verschärft. Auch vertraute Gesichter werden schlechter wiedererkannt.

Die psychischen und verhaltensbezogenen Störungen verbinden je nach Patient verschiedentlich Angst- und depressive Störungen, Persönlichkeitsveränderungen, stereotype Verhaltensweisen, Desinteresse, verbale oder körperliche Aggression mit Panikzuständen, visuellen Halluzinationen, Wahnvorstellungen, Weglaufen. Der Schlaf, die Ernährung und die Kontrolle des Schließmuskels sind gestört.

Die schwere Phase (zwei bis vier Jahre)

Das Gedächtnis hat sich stark verschlechtert: Das Behalten von Informationen ist nicht mehr möglich und der Patient vergisst alle Erinnerungen an die Vergangenheit, persönliche wie kulturelle. Es kommt zu einer bedeutenden Verschlechterung der mündlichen und geschriebenen Sprache. Das Verstehen ist dauerhaft beeinträchtigt. Die Wörter sind entstellt. Der Patient spricht wenig, er wiederholt häufig, was sein Gesprächspartner sagt (Echolalie), oder wiederholt spontan Silben (Palilalie) und wird dann nahezu stumm. Paradoxerweise können normale Satzfragmente plötzlich unerwartet in stark emotionalen Situationen (schlechte Nachricht, Besuch eines Verwandten ...) auftauchen.

Das Verhalten verschlimmert sich nur noch mehr, wobei der Patient niedergeschlagen ist oder unablässig umherwandert. Aggressivität und Widerstand treten häufig in neuen Situationen auf, die die Patienten bei ihren Ritualen stören. In diesem schweren Stadium geht der Patient langsam, fällt häufig hin und weist manchmal ein Verhalten auf, das an eine Parkinson-Krankheit erinnert. Manchmal kommt es zu epileptischen Anfällen oder Zuckungen (Myoklonie). Die häusliche Betreuung wird für die Umgebung immer anstrengender, die schließlich gezwungen ist, den Patienten in eine Sondereinrichtung zu geben.

Die Endphase (zwei Jahre)

In diesem Stadium ist der Patient nicht mehr autonom, die Kommunikation mit ihm ist unmöglich und die psychischen und verhaltensbezogenen Störungen sind beträchtlich. Die Entwicklung bis zum Ende der Krankheit geht auf einen Zustand der Bettlägerigkeit hin: Der Patient kann nicht mehr gehen, zuerst sitzt er, dann liegt er in seinem Bett. Er ist völlig inkontinent. Der Gewichtsverlust, die Schwäche, die Entzündungen der Bronchien, die Unterernährung, die mit einer immer schwieriger werdenden Nahrungsaufnahme verknüpft ist, führen im Durchschnitt acht bis zwölf Jahre nach dem Beginn der Krankheit zum Tod des Patienten. Dieser Entwicklungsverlauf wird natürlich durch das Vorhandensein anderer Krankheiten beschleunigt.

5 Andere Demenzformen

ANDERE DEGENERATIVE DEMENZERKRANKUNGEN

Die Alzheimer-Krankheit ist die bekannteste und häufigste Demenzerkrankung, aber andere neurologische Krankheiten wirken sich ebenfalls auf die kognitiven Fähigkeiten und die Funktion des Verhaltens aus, und zwar so sehr, dass sie zum Verlust der Autonomie führen. Andere degenerative Erkrankungen, die zwar weniger bekannt sind, aber doch in manchen Fällen häufig vorkommen, wurden in den letzten Jahren identifiziert. Der Degenerationsprozess der Nervenzellen ist nicht immer so wie bei der Alzheimer-Krankheit und er beginnt auch nicht in denselben Gehirnregionen. Aufgrund dieser Tatsache weisen diese Patienten andere Anzeichen auf. Da diese Erkrankungen ebenso wie die Alzheimer-Krankheit zu einem Autonomieverlust führen, werden sie manchmal mit ihr verwechselt. Diese Demenzerkrankungen kommen häufig bei Patienten vor, die zehn Jahre jünger sind als diejenigen, die eine Alzheimer-Krankheit ausbilden.

Die frontotemporalen Demenzerkrankungen mit Verhaltensstörungen

In Deutschland gibt es etwa 30 000 bis 40 000 frontotemporale Demenzerkrankungen (ein Fall auf sieben Fälle von Alzheimer-Krankheit). Die Zahl neuer Fälle beträgt etwa 5000 pro Jahr. Ihr Beginn liegt im Durchschnitt zwischen 55 und 60 Jahren. Es gibt kein Übergewicht von Erkrankungen bei Frauen. Bei der Alzheimer-Krankheit ist das Erblichkeitsrisiko höher (etwa 20 %).

Die Anzeichen einer Demenz

Die ersten Störungen bestehen in einer schleichenden Veränderung der Persönlichkeit und des Verhaltens. Von Patient zu Patient verschieden, bestehen die Verhaltensstörungen in folgenden Erscheinungen: Vernachlässigung des Körpers, Störung des sozial angepassten Verhaltens, die bis zur verbalen oder körperlichen Enthemmung geht (Ladendiebstahl, Essgier, Taktlosigkeit, derbe oder gar vulgäre Äußerungen, unanständige Gesten, Exhibitionismus, übermäßige Sexualität), Impulsivität, Aggressivität, kindische und unangebrachte Fröhlichkeit, unablässiges Umhergehen, krankhaftes Beharren und stereotype Verhaltensweisen (Ticks, rituelle Tätigkeiten, ständige Nachprüfungen), Verhaltensweisen des Gebrauchs von Gegenständen der Umgebung, die bis zum Sammeln von manchmal völlig uninteressanten Gegenständen gehen (Taschen, Schachteln …). Auf der Gefühlsebene erscheint der Patient als depressiv, amorph, gleichgültig gegenüber allem und allen, wobei manchmal eine kindische emotionale Überschwänglichkeit hinzutritt. Ein apathischer Zustand ist die Regel, wobei der Patient stundenlang dasitzen kann, ohne sich zu bewegen, während andere ohne Unterlass umhergehen. Bei manchen Patienten, die bisher enthaltsam waren, kann es zu übermäßigem Alkoholgenuss kommen. Zum Heißhunger kann sich eine übertriebene Vorliebe für Süßigkeiten hinzugesellen. Es kommt zu einer vorzeitigen Vernachlässigung der Kleider und des Körpers, die im Gegensatz zu den früheren Gewohnheiten steht. Erst danach treten Störungen des Gedächtnisses, der Aufmerksamkeit, des Denkens und der Sprache auf. Letztere nimmt immer mehr ab unter ständiger Wiederholung stereotyper Phrasen, Echolalien, Perseverationen und schließlich regelrechter Stummheit. Der Patient ist leicht ablenkbar.

Während bei der Alzheimer-Krankheit die Gedächtnisstörungen den Verhaltensstörungen vorhergehen oder diese überwiegen, sind die frontotemporalen Demenzen durch ein umgekehrtes Profil von Verhaltensstörungen charakterisiert, die vordergründig eine Beziehung zum Gedächtnis aufweisen. Manche Patienten zeigen lange Zeit atypische depressive Verstimmungen, die die Diagnose irreführen. Computertomografien, MRT und Hirnszintigrafien weisen auf Anomalien der frontalen und temporalen Regionen hin.

Die Autopsie von Fällen frontotemporaler Demenz zeigt, dass der Verlust von Nervenzellen bei den Frontallappen vorherrscht; in biologischer Hinsicht wurden mehrere Formen von Anomalien neuronaler Proteine beschrieben, von denen einige erblich sind. Die Pick-Krankheit ist eine Form der frontotemporalen Demenz, die sich durch besondere Schädigungen auszeichnet, welche „Pick-Körper" genannt werden.

Die Lewy-Körper-Demenz

Die Lewy-Körper-Demenz ist eine nur wenig bekannte, aber sehr häufige Krankheit, die etwa 15 % der Fälle von Demenzen ausmacht. Sie beruht auf dem Vorhandensein von winzigen Körperchen in zahlreichen Nervenzellen, die Lewy-Körper genannt werden. Diese Anomalien sind diffus im Gehirn verteilt. Daraus ergibt sich eine Demenz, bei der Aufmerksamkeitsstörungen, Störungen des Denkens und der räumlichen Orientierung vorherrschen, während das Gedächtnis am Anfang nicht sehr stark beeinträchtigt ist. Visuelle Halluzinationen sind häufig (bei 66 % der Fälle) und treten frühzeitig, wiederkehrend und gehäuft auf (mehrmals pro Woche), und zwar in Form von Szenen mit Personen oder Tieren. Hinzu treten unberechenbare Schwankungen geistiger Leistungen mit starken Schwankungen der Aufmerksamkeit und der Wachheit von einem Tag zum anderen, manchmal sogar von einer Stunde zur nächsten. Man stellt auch motorische Anzeichen der Parkinson-Krankheit fest (Langsamkeit, Ungelenkigkeit, Stürze). Manchmal werden Schlafstörungen beobachtet (Alpträume, nächtliche Aufgeregtheit, Krämpfe), Verwirrtheit, wahnhafte, fixe

Ideen, übermäßige Schläfrigkeit am Tag, vorübergehender Bewusstseinsverlust. Der Krankheitsverlauf ist schneller als bei der Alzheimer-Krankheit, und zwar hauptsächlich im Hinblick auf die motorischen Anzeichen.

Semantische Demenz

Im Gegensatz zur Alzheimer-Krankheit, die mit einer Störung der Speicherung neuer Informationen (episodisches Gedächtnis) beginnt, zeichnet sich die semantische Demenz durch das schrittweise Verschwinden erworbener Kenntnisse (semantisches Gedächtnis) aus. Die Patienten verlieren den Sinn von Wörtern und Begriffen, erkennen gewöhnliche Gegenstände, die ihnen unbekannt vorkommen, nicht mehr und können nicht mehr mit ihnen umgehen. Sie vergessen elementare kulturelle Wissensinhalte. Aufgrund dessen, dass sie den Sinn von Wörtern nicht mehr erkennen, ist das Verstehen beeinträchtigt. Dagegen bleiben die Erinnerung an alltägliche Ereignisse und das autobiografische Gedächtnis lange verschont. Mit der Zeit verwandelt der Verlust von Wissensinhalten die Umwelt der Patienten in ein gefährliches Universum, da sie dessen Gegenstände nicht mehr erkennen (Geräte, Hinweisschilder). Störungen des Sozialverhaltens treten rasch in Form von Widerrede, Aggressivität, fixen Ideen, Egozentrismus, Vernachlässigung der Kleidung und der Hygiene auf. Computertomografien, MRT und Hirnszintigrafien zeigen Anomalien der linken Temporalregion, die für den Sinn von Wörtern und Begriffen entscheidend ist.

Rückbildung von Hirnlappen ohne beginnende Demenz

Sehr selten kann ein Degenerationsprozess lange Zeit auf besondere Hirnregionen beschränkt sein. Erst nach mehreren Jahren des Verlaufs ohne Autonomieverlust tritt eine nachweisliche Demenz auf. Da der Degenerationsprozess zu Beginn örtlich sehr begrenzt ist, weist der Patient isolierte Symptome auf, die mit der Rolle der betroffenen Hirnregion verbunden sind: Dabei kann es sich um eine Aphasie, eine Apraxie oder eine Agnosie handeln.

Das Mesulam-Syndrom

Das Mesulam-Syndrom entspricht einer progressiven Aphasie, die allmählich die Sprachfähigkeiten des Patienten einschränkt. Letzterer findet seine Worte nicht mehr, reduziert seine spontanen Äußerungen und bewegt sich auf eine Stummheit zu, während seine Autonomie und sein Denken noch lange intakt bleiben. So kann der Patient beispielsweise weiterhin Auto fahren, seinen Haushalt führen und seinen Alltag organisieren. Nach mehreren Jahren entwickeln sich alle Patienten zu einem Krankheitsbild von Demenz hin, die häufig dem frontotemporalen Typus angehört. Andere Patienten weisen unterschiedliche Formen von Aphasien auf mit Störungen des Verstehens oder Beeinträchtigungen des Sprechens. CT, MRT und Hirnszintigrafien zeigen begleitende Anomalien in den Sprachregionen, die in der linken Hemisphäre angesiedelt sind. Diese progressiven Aphasien sind selten (in Deutschland gibt es 800 Fälle pro Jahr). Die Autopsie (oder Lumbalpunktion) zeigt, dass es sich manchmal um den biologischen Prozess einer Alzheimer-Krankheit handelt, der jedoch lange auf die Sprachregionen fokussiert ist.

Das Benson-Syndrom

Beim Benson-Syndrom weisen die Patienten eine Rückbildung der hinteren Gehirnregionen auf. Sie leiden an visuellen Störungen (verschwommenes Sehen, Störungen des visuellen Erkennens von Gegenständen, Schwierigkeit der topografischen Lokalisierung, räumliche Desorientierung, Beeinträchtigung des Lesens) und Bewegungsstörungen (Ergreifen und Umgehen mit Gegenständen, Ankleiden, Schreiben). Paradoxerweise können sie ihr Auto, das direkt vor ihnen steht, nicht sehen, aber einen Hubschrauber am Himmel erkennen. Da sie glauben, an einem Rückgang der Sehschärfe zu leiden, wechseln die Patienten öfter ihre Brille, bevor klar wird, dass ihr Problem nicht die Sehfähigkeit der Augen betrifft, sondern die visuelle Integration im Gehirn. Die Patienten zeigen keine Zusammenhangslosigkeit in ihrem Denken und sind sich sogar lange Zeit ihrer Schwierigkeiten bewusst, worunter sie sehr leiden. Die visuellen und Bewegungsstörungen ziehen eine starke Einschränkung ihrer Autonomie nach sich und nach mehreren Jahren entwickelt sich ein vollständiges Krankheitsbild von Demenz. CT, MRT und Hirnszintigrafien zeigen bedeutende Anomalien in den hinteren Gehirnregionen. Bei der Autopsie findet man sehr häufig Schädigungen durch die Alzheimer-Krankheit, die im hinteren Teil des Gehirns lokalisiert sind und für manche Ärzte die Bezeichnung „visuelle Abart der Alzheimer-Krankheit" rechtfertigen.

Demenzen, die mit der Parkinson-Krankheit verknüpft sind

Viele Patienten, die von der Parkinson-Krankheit betroffen sind, weisen frühzeitig Konzentrationsschwierigkeiten auf, die die höheren Geistesfunktionen verlangsamen. Diese Störungen haben jedenfalls keine größeren Auswirkungen auf den Alltag. Dagegen entwickeln nach vielen Jahren 20 bis 30 % der älteren Patienten, die an einer zur Invalidität führenden Parkinson-Krankheit leiden, eine Demenz, bei der eine starke Apathie, Konzentrationsstörungen und eine Verlangsamung der Gedanken vorherrschen, was sich auf den Alltag auswirkt. Angesichts des Vorkommens einer Demenz bei Parkinson-Patienten wurden verschiedene Hypothesen formuliert: Es könnte sich um eine hinzugekommene Alzheimer-Krankheit oder um eine Lewy-Körper-Demenz oder auch um eine Demenz handeln, die für die Parkinson-Krankheit eigentümlich ist.

Seltenere Demenzerkrankungen

Bei der progressiven supranukleären Lähmung (oder Steele-Richardson-Olzewski-Krankheit) weisen die Patienten eine Steifheit des Körpers (hauptsächlich der Körperachse), eine Neigung zum Hinfallen, eine abnorme Aussprache, Schluckstörungen, eine Lähmung des Blicks nach unten und eine Demenz mit Apathie und kognitiver Verlangsamung auf. Die Hirnszintigrafie offenbart eine verringerte Frontalfunktion, die auf das Vorhandensein von Schädigungen im Inneren des Gehirns zurückgeht. Die Huntington-Krankheit ist ein autosomal-dominantes, erbliches Leiden (Mutation auf dem Chromosom 4), das unwillkürliche Bewegungen mit einer vorzeitigen Demenz (45 bis 50 Jahre) verbindet. Bei kortikobasalen Degenerationen und multisystematischen Atrophien sind die Patienten auf der motorischen Ebene (Langsamkeit und Steifheit) und auf der Handlungsebene (Apraxie) stark behindert. Ihr Krankheitsverlauf bewegt sich rasch zu einem bettlägerigen Zustand hin.

NICHT-DEGENERATIVE DEMENZEN

Die nicht-degenerativen Demenzen werden, was ihre Häufigkeit angeht, von den Gefäßdemenzen dominiert. Andere Ursachen sind seltener. Unterschiedliche Krankheiten weisen gelegentlich Krankheitsbilder von Demenzen auf: Man spricht von entzündlichen (bei der multiplen Sklerose) oder infektiösen Demenzen (AIDS, zerebrale Syphilis). In allen Fällen ist das Krankheitsbild des Autonomieverlusts die Folge der Anhäufung von Schädigungen in Gehirnregionen, die kognitive oder Verhaltensfunktionen unterstützen.

Störungen verschiedenen Ursprungs

Einige seltene Fälle von Tumoren können ein Krankheitsbild von Demenz simulieren, insbesondere wenn der Tumor sich auf der Höhe des Frontallappens befindet. Eine Gehirntomografie oder ein MRT weisen natürlich sofort die wirkliche Ursache nach. Ohne zu wirklichen Demenzerkrankungen zu führen, können eine Unterfunktion der Schilddrüse oder Vitaminmangel zu geistigen oder Verhaltensstörungen führen, die durch eine geeignete Behandlung wieder rückgängig gemacht werden können. In diesen Fällen gibt es kein amnestisches, für die Alzheimer-Krankheit charakteristisches Krankheitsbild.

Vaskuläre Demenzerkrankungen

Im Gegensatz zu früheren Annahmen sind die vaskulären Demenzerkrankungen tatsächlich selten und machen nur 2 bis 3 % aller Fälle von Demenzen aus. Sie treten entweder schlagartig im Gefolge mehrerer Hirninfarkte auf oder schrittweise durch die Anhäufung von diffusen Schädigungen der kleinen Hirnarterien (Lacunae cerebri, vaskuläre Leukoenzephalopathien). Diese Krankheitsbilder treten verständlicherweise bei Patienten mit vaskulären Risikofaktoren auf: arterieller Bluthochdruck, Diabetes, Tabakmissbrauch, Störungen des Cholesterin- und Fettstoffwechsels, Arteriosklerose, Herzkrankheiten. Die Anhäufung von Gefäßschädigungen hat eine Desorganisation der kognitiven und verhaltensbezogenen neuronalen Netze zur Folge, ohne jedoch ein amnestisches Syndrom zu erzeugen, das mit dem einer Alzheimer-Krankheit zu vergleichen wäre. Bildgebende Verfahren zur Untersuchung des Gehirns, Computertomografie und vor allem MRT sind entscheidend, um diese Gefäßschädigungen nachzuweisen.

Nachweis der Kausalbeziehung

Der entscheidende Schritt besteht anschließend darin, eine vollständige Kausalbeziehung zwischen diesen Gefäßschädigungen und dem Krankheitsbild von Demenz nachzuweisen, um eine damit verbundene Alzheimer-Krankheit nicht zu übersehen. Um auf eine Gefäßdemenz zu schließen, müssen die kognitiven und verhaltensbezogenen Störungen des Patienten in der Tat vollständig den Gefäßschädigungen des Gehirns zuzuschreiben sein. Gegenwärtige Arbeiten haben gezeigt, dass eine große Anzahl von so genannten vaskulären Demenzerkrankungen in Wirklichkeit echte Alzheimer-Krankheiten sind, die aufgrund des Vorkommens ganz geringer Gefäßschädigungen, welche den Prozess der Demenz beschleunigen, schneller in Erscheinung treten. Während sie früher als Mischdemenzen bezeichnet wurden, entsprechen diese Formen künftig Alzheimer-Krankheiten mit einer zerebrovaskulären Komponente.

Chronische Hydrozephalie beim Erwachsenen

Während sie früher Normaldruck-Hydrozephalus genannt wurde, vereint die chronische Hydrozephalie eine Triade, die aus Gehstörungen mit Stürzen nach hinten, Schließmuskelstörungen und einer geistigen Verlangsamung besteht, wobei das amnestische Syndrom fehlt, das für die Alzheimer-Krankheit charakteristisch ist. Die Entnahme einer bestimmten Menge von Rückenmarksflüssigkeit bei einer Lumbalpunktion bestätigt die Diagnose, wenn sich die drei Symptome (insbesondere das Gehen) verbessern.

Manchmal werden die Patienten durch Medikamente stabilisiert, ansonsten besteht die Behandlung in einer Wiederholung der Lumbalpunktionen alle sechs Monate oder in der Ausleitung der Rückenmarksflüssigkeit durch neurochirurgisches Setzen eines Katheders an den Hirnventrikeln. Diese Erkrankung ist zwar im Übrigen ziemlich selten, verbindet sich aber manchmal mit einer Alzheimer-Krankheit, was nicht vernachlässigt werden darf.

Die Creutzfeldt-Jakob-Krankheit

Die Creutzfeldt-Jakob-Krankheit ist eine gravierende, aber glücklicherweise außergewöhnliche Ursache für eine Demenzerkrankung (1,5 Fälle pro Jahr auf eine Million Einwohner).

In 85 % der Fälle handelt es sich um sporadische Formen, die erwachsene Menschen zwischen 60 und 70 Jahren betreffen. Die familiären Formen, die durch Mutation des Gens für das Prion-Protein auf dem Chromosom 20 entstehen, sind selten. Die iatrogenen Formen kommen durch eine Übertragung infolge der

Verpflanzung einer Hornhaut oder dura mater oder bei einer Ansteckung durch Extrakte von Wachstumshormonen menschlichen Ursprungs zustande.

Diese Demenzerkrankung mit schnellem Verlauf, die in vier bis sechs Monaten zum Tode führt, verbindet diffuse kognitive Störungen vor einem Hintergrund geistiger Verlangsamung und psychiatrischer Störungen. Es werden visuelle oder am Kleinhirn feststellbare neurologische Störungen beobachtet sowie Muskelzuckungen, die Myoklonien genannt werden.

Die Diagnose wird anhand besonderer Anzeichen auf dem EEG und MRT und aufgrund der Konzentration des Proteins 14-3-3 in der Rückenmarksflüssigkeit gestellt. Eine Biopsie des Gehirns bestätigt die Diagnose.

Die neue Variante der Creutzfeldt-Jakob-Krankheit betrifft jüngere Patienten (mit einem Durchschnittsalter von 29 Jahren) und erschien während des Rückgangs der Epidemie der subakuten bovinen spongiformen Enzephalopathie (BSE). Bis heute zählt man in Frankreich 25 Fälle dieser neuen Variante und 170 in Großbritannien.

Alkohol-Demenzerkrankungen

Die chronische Einnahme von Alkohol führt manchmal zu einer starken Amnesie, die Korsakow-Syndrom genannt wird. Das schrittweise Auftreten einer Demenz bei Alkoholikern ist ebenfalls möglich. In diesem Fall zeigen CT und MRT eine Atrophie des Gehirns. Obwohl der Verzicht auf Alkohol nicht zur Heilung der Patienten ausreicht, ist er dennoch unbedingt notwendig, um eine zu schwere Amnesie oder andere Komplikationen zu vermeiden, die mit Alkohol verbunden sind. Natürlich ist es auch möglich, dass eine wirkliche Alzheimerkrankheit noch hinzutritt.

6 Diagnose der Alzheimer-Krankheit

WARUM ÜBERHAUPT EINE DIAGNOSE?

Die Alzheimer-Krankheit und die meisten verwandten Krankheiten sind unheilbar. Dennoch ist es notwendig, so früh wie möglich eine Diagnose zu stellen, um die Behandlungsmaßnahmen einzuleiten, die das Wohlbefinden der Patienten verbessern. Eine frühzeitige Diagnose gestattet auch, den Patienten und seine Umgebung über die Folgen der Krankheit zu unterrichten, damit in aller Klarheit bestimmte Maßnahmen getroffen werden können. Das bedeutet natürlich nicht, dass man sich um jede Klage über das Gedächtnis ab 50 Jahren Sorgen machen muss, deutet aber darauf hin, dass es notwendig ist, sich auf verdächtige Klagen zu konzentrieren, die einen Bezug zur Autonomie einer Person haben, vor allem ab 70 Jahren.

Eine Diagnose mit schweren Folgen

Das Bundesministerium für Gesundheit und die Deutsche Alzheimer Gesellschaft veröffentlichen regelmäßig Empfehlungen zu verschiedenen Aspekten der Alzheimer-Krankheit: Diagnosemodalitäten, Mitteilung der Diagnose, Zweck der Behandlung, Betreuung der Verhaltensstörungen etc. Man geht davon aus, dass eine frühzeitige Diagnose für den Patienten und seine Umgebung vorteilhaft ist, auch wenn man sich dessen bewusst sein muss, dass die Diagnose einer Krankheit, die das Gedächtnis und das Urteilsvermögen beeinträchtigt, dazu führt, den Patienten mit einem pejorativen Etikett zu belegen. In der Tat verliert er einen Teil seines familiären und gesellschaftlichen Status, denn seine Familie und seine Freunde werden ihn künftig mit anderen Augen ansehen. Bestimmte Fragen stellen sich ebenfalls im Hinblick auf seine Fähigkeit, seine Finanzen zu verwalten oder weiterhin Auto zu fahren.

Frühzeitige Diagnose

Durch eine sehr frühzeitige Diagnose, die in einem Stadium stattfindet, in dem der Patient noch seinen freien Willen hat, kann er selbst Entscheidungen im Hinblick auf seine Zukunft treffen. So kann er beispielsweise eine Vertrauensperson bestimmen und durch Vorsorgevollmacht, Betreuungs- sowie Patientenverfügung vorausschauende Weisungen geben, die seine Wünsche in Bezug auf sein Lebensende deutlich machen sollen. Da die verschiedenen Demenzerkrankungen weder dieselben Symptome aufweisen noch dieselbe Behandlung erfordern, ist es notwendig, sie möglichst schnell voneinander zu unterscheiden, um den Patienten und seine Familie angemessen zu beraten. Außerdem wird die Umgebung, wenn sie über das Vorhandensein einer neurologischen Krankheit und nicht eines bloßen Alterungsprozesses im Bilde ist, die kognitiven und verhaltensbezogenen Symptome des Patienten nicht auf dieselbe Weise interpretieren.

Dieses Wissen um eine wirkliche Krankheit wird unangemessene Reaktionen seiner Umgebung abwenden, die verstehen wird, dass die beobachteten Probleme nicht mit Böswilligkeit, weder mit einem mangelnden Willen noch mit mangelndem Interesse zu tun haben. Eine frühzeitige Diagnose gestattet, häusliche Unfälle, Irrtümer bei der Verwaltung der Finanzen und gefährliches Autofahren zu vermeiden. Darüber hinaus geben die laufenden therapeutischen Tests Hoffnung darauf, dass man in einigen Jahren Medikamente findet, die unmittelbar auf den Krankheitsprozess einwirken und deren Wirksamkeit umso bedeutender sein wird, je früher sie eingesetzt werden.

DIE MITTEILUNG DER DIAGNOSE

Soll man sie dem Patienten mitteilen?

Eine gesonderte Gesetzgebung zur Informationspflicht von Ärzten gegenüber Patienten ist in Deutschland – im Gegensatz zu anderen Ländern wie zum Beispiel Frankreich – nicht gegeben. Die rechtliche Grundlage dafür ergibt sich aus dem Behandlungsvertrag (also dem Aufsuchen eines Arztes im Krankheitsfall und der Einwilligung in die Behandlung), dem Selbstbestimmungsrecht aus Artikel 1.1 und 2.1 des Grundgesetzes sowie dem ärztlichen Standesrecht. Die Muster-Berufsordnung für die deutschen Ärztinnen und Ärzte legt unter § 8 die Aufklärungspflicht des Arztes beziehungsweise der Ärztin gegenüber dem Patienten fest. Prinzipiell ist das individuelle Selbstbestimmungsrecht oberste Priorität. Der Arzt ist zwar verpflichtet, dem Patienten die Diagnose mitzuteilen, sollte dieser es allerdings nicht wünschen, darf der Arzt sich darüber auch nicht hinwegsetzen. Lediglich bei Gefahr schwerer gesundheitlicher Schädigung darf der Arzt die Diagnose verschweigen. Die Berufsordnung der deutschen Ärztinnen und Ärzte weist allerdings explizit darauf hin, dass eine Diagnose umso eindrücklicher und ausführlicher erläutert werden soll, je größer ihre Tragweite ist. Daraus würde sich im Fall einer Alzheimer-Diagnose eine unbedingte Aufklärungspflicht ergeben. Eine gesonderte Gesetzgebung wie in Frankreich, welche die möglicherweise bereits eingeschränkte Aufnahmefähigkeit des Alzheimer-Patienten berücksichtigt, ist allerdings nicht vorhanden.

Demgegenüber steht gerade in diesem Fall ein recht zögerlicher Umgang mit der Diagnosestellung und -mitteilung. Unsicherheit besteht für den Arzt vor allem dabei, ob er die richtige Diagnose gestellt hat, ob der Patient die Diagnose wissen möchte und ob diesem dadurch nicht größerer Schaden entsteht. Vielfach bitten Angehörige auch aus verschiedenen Gründen um Verschweigen der Diagnose. Viele der Betroffenen möchten ihre Diagnose allerdings lieber wissen und sind oftmals froh, Klarheit über ihr Verhalten zu haben. Dies ist immer häufiger der Fall, da Alzheimer und andere Demenzerkrankungen einen immer höheren Bekanntheitsgrad in der Gesellschaft erlangt haben und die Betroffenen sich nicht mehr stigmatisiert fühlen müssen.

Die Aufklärung der Umgebung

Nach der Berufsordnung der deutschen Ärztinnen und Ärzte sind diese an die Schweigepflicht gebunden. Praktisch bedeutet dies, dass der Arzt niemanden über den Zustand des Patienten informieren darf, solange dieser es nicht wünscht. Eine „Sonderinformationsklausel" für Angehörige von Alzheimer-Patienten gibt es nicht. Häufig begleiten nahestehende Personen wie Ehepartner, Kinder etc. die Betroffenen jedoch zu den Arztterminen und werden so in der Regel in gleichem Maß wie der Patient selbst informiert. Die nächste Umgebung des Patienten muss aufgrund der Folgen der Alzheimer-Krankheit für Verhalten, Finanzen und Autofahren das Recht haben, von der Diagnose in Kenntnis gesetzt zu werden.

Tatsächlich empfiehlt es sich, der Familie zu erklären, dass die Alzheimer-Krankheit nicht nur das Gedächtnis betrifft, sondern auch das Urteilsvermögen und das Verhalten. Oft muss man die Familie im Hinblick auf die Erblichkeit beruhigen, die tatsächlich eine Ausnahme darstellt. Es kann sein, dass Ehepaare den Arzt bitten, den Rest der Familie (im Allgemeinen die Kinder) von der gestellten Diagnose nicht zu informieren; der Arzt muss diesem Wunsch nachkommen, auch wenn er die Durchführung von Hilfsmaßnahmen nicht erleichtert.

Ausdrückliche Mitteilung

Eine französische Studie hat gezeigt, dass 70 % der Ärzte und 65 % der Betreuungspersonen eine ausdrückliche Mitteilung der Diagnose befürworten. Dagegen hat eine andere Studie belegt, dass 56 % der Familien nicht wünschen, dass der Patient informiert wird. Schließlich deutet eine dritte Studie darauf hin, dass 71 %

der Patienten wissen wollen, welche Krankheit sie haben. In anderen Ländern gehen diese Zahlen noch weiter auseinander: Studien aus dem anglo-amerikanischen Raum beziffern die Zahl der Angehörigen, die den Betroffenen die Diagnose lieber vorenthalten möchten zwischen 26 und 83 %. Dagegen liegt die Zahl der Personen, die es als Erkrankte wissen möchten bei über 90 %. Die meisten Studien heben hervor, dass die ausdrückliche Mitteilung den Familien Erleichterung verschafft, weil sie endlich den Ursprung der Probleme verstehen.

Was soll man ihm sagen?

Der Arzt wird oft von drei Verpflichtungen bedrängt: der rechtlichen Verpflichtung, den Patienten ausdrücklich zu informieren, der ethischen Möglichkeit, dass dieser gar nichts wissen will, der medizinischen deontologischen Pflicht, ihn nicht in Verzweiflung zu stürzen. Versteht ein sogenannter „dementer" Patient überhaupt die Bedeutung der Diagnose, die gerade gestellt wurde? Die Mitteilung muss mit Anstand und Maß vorgebracht werden. Zahlreiche Familien flehen den Arzt an, die Bezeichnung „Alzheimer-Krankheit" nicht auszusprechen. Dennoch ist es unumgänglich, den Patienten nicht glauben zu machen, dass er an nichts leidet. Man muss ihm zumindest sagen, dass er eine „Erkrankung des Gedächtnisses" hat, um seine Einwilligung in die vorgeschlagenen Therapiemaßnahmen zu erlangen. Man sollte ihn beruhigen, indem man ihm erklärt, dass es sich weder um Senilität noch um Wahnsinn, sondern eben um eine Erkrankung des Gedächtnisses handelt. Wenn man ihm sagte, dass alles in Ordnung sei, würde ein Patient nicht verstehen, warum man ihm eine Behandlung verschreibt, warum man sein Autofahren einschränkt und warum man ihn zu bestimmten Betreuungsdiensten schickt (Logopädie, Tagespflege ...). Man sollte wissen, dass die Krankheitsbezeichnung auf dem Beipackzettel der spezifischen Medikamente für die Alzheimer-Krankheit angegeben ist.

Anpassung der Mitteilung

Wenn der Patient, was selten geschieht, direkt die Frage stellt „Habe ich Alzheimer?“, kann der Arzt ihm zwar keine negative Antwort geben, aber eine positive Antwort zieht häufig eine Angstreaktion nach sich. Es ist also notwendig, die Antwort dem Patienten gegenüber mit Informationen zu begleiten, die an seinen psychologischen, sozialen und medizinischen Kontext angepasst sind. Bestimmte Wörter und bestimmte Erklärungen sind tatsächlich pejorativ oder zu komplex. Ein Patient, der diese Frage stellt, verfügt noch über genügend Urteilsvermögen, dass es folgerichtig wäre, ihm zu gestatten, vorausschauende Weisungen im Hinblick auf seine Zukunft zu geben: ein Testament zu machen, eine Vertrauensperson zu bestimmen, die Art der Einrichtung für die Zukunft zu erwägen.

WEN SOLL MAN AUFSUCHEN?

Die Diagnose einer Alzheimer-Krankheit ist in erster Linie klinisch. Wen sollte man aufsuchen, wenn man den Verdacht auf eine Alzheimer-Krankheit bei einem seiner Angehörigen hegt?

Der Hausarzt

Der Hausarzt spielt eine wesentliche Rolle bei der Bestimmung der Schwierigkeiten der Patienten. Im Allgemeinen kennt er den familiären Kontext und kann mit einigen Fragen herausfinden, ob die Klagen über das Gedächtnis einen verdächtigen Charakter haben. Vor allem kann er einschätzen, ob die Autonomie der Person behindert ist, und zwar in erster Linie in Bezug auf die wirksame Verwaltung des Haushalts, der korrekten Einnahme von Medikamenten und der angemessenen Benutzung von Transportmitteln. Manchmal fällt es dem Hausarzt schwer, sich Sorgen über einen Patienten zu machen, den er nur zu gut kennt und der ihm während einer kurz dauernden Sprechstunde etwas vormacht. Er muss also unbedingt die Umgebung des Patienten befragen.

Feststellung einer kognitiven Störung

Der Arzt hat die Möglichkeit, den Patienten einigen Tests zu unterziehen. Diese weisen zwar kognitive Anomalien nach, reichen aber gewöhnlich nicht aus, um auf eine endgültige Diagnose vom Typ einer Demenz zu schließen. Der Verdacht einer kognitiven Störung führt unvermeidlich zu einer Vorstellung bei einem Facharzt, entweder bei einem Neurologen oder bei einer neurologischen, geriatrischen oder gerontopsychiatrischen Gedächtnissprechstunde.

Niedergelassene Neurologen und Geriater

Niedergelassene Fachärzte sind meistens Neurologen, manchmal aber auch Allgemeinmediziner, die sich auf Geriatrie spezialisiert haben. Mit Hilfe einer Befragung und neuropsychologischer Tests erstellen sie eine genaue Diagnose und sorgen für eine angemessene Betreuung. Die biologischen Untersuchungen werden von einem Labor für medizinische Analysen durchgeführt und CT oder MRT entweder im Krankenhaus oder in einer niedergelassenen Radiologiepraxis.

Die Gedächtnissprechstunden in der Nachbarschaft

Dasselbe Vorgehen von Diagnose und Betreuung wird bei den Gedächtnissprechstunden (Memory Kliniken) durchgeführt. In Deutschland gibt es etwa 155 davon. Sie sind in der Regel im Krankenhausmilieu angesiedelt und stellen die interdisziplinäre Ebene der Diagnose-, Behandlungs- und Betreuungsmaßnahmen für die Alzheimer-Krankheit und andere dementielle Krankheiten dar. Sie bestehen aus mindestens einem Arzt (Neurologen, Geriater oder Psychiater), dem eine Sekretärin und ein Neuropsychologe zur Seite stehen. Logopäden, Sozialarbeiter, Pflegepersonal und andere Betreuungskräfte können die Betreuungsmaßnahme ergänzen. Diese Gedächtnissprechstunden gibt es im neurologischen, geriatrischen oder gerontopsychiatrischen Sektor. Es können auch mehrere Fachärzte in derselben Gedächtnissprechstunde arbeiten.

Einige dieser Sprechstunden sind in einem Netzwerk miteinander verbunden. Auch dort werden die biologischen und radiologischen Untersuchungen ambulant durchgeführt.

In der Tagesklinik

Manche Gedächtnissprechstunden sind in eine Tagesklinik integriert: Nachdem sie bei einem Facharzt in der Sprechstunde waren, können die Patienten einen Tag lang (zwischen 8 und 17 Stunden) oder auch zwei Tage im Krankenhaus verbringen, aber am Abend nach Hause zurückkehren. Dadurch wird die Durchführung aller notwendigen Untersuchungen in kurzer Zeit ermöglicht: eine neuropsychologische Untersuchung, eine biologische Untersuchung, CT oder MRT, Gespräche mit der Familie.

Manche Dienste erfordern dagegen einen Krankenhausaufenthalt von einigen aufeinander folgenden Tagen, um alle Untersuchungen durchzuführen, und beinhalten zusätzlich speziellere Untersuchungen wie zum Beispiel eine Lumbalpunktion oder eine Hirnszintigrafie. Diese Art von Krankenhausaufenthalt, bei der der Patient im Krankenhaus übernachtet, ist nicht immer geeignet, falls er ängstlich ist, denn es ist möglich, dass er auf die Tatsache, eine oder zwei Nächte außer Haus zu verbringen, übel reagiert.

In allen Fällen werden in Abhängigkeit von den Ergebnissen und der Diagnose eine Behandlung und eine partnerschaftliche Betreuung durch den behandelnden Arzt und die Fachkräfte für Hilfe und Betreuung zu Hause vorgeschlagen. Eine kognitive Rehabilitation, die sich auf die Kommunikation konzentriert, wird von einem niedergelassenen Logopäden durchgeführt, und ein Psychologe schlägt eine individuelle oder in einer Patientengruppe oder seiner Umgebung stattfindende, psychologische Unterstützung vor.

7 Die medikamentöse Behandlung

SPEZIFISCHE BEHANDLUNGSVERFAHREN

Die Betreuung der Alzheimer-Krankheit findet in zweifacher Gestalt statt. Sie wendet sich sowohl an den Patienten als auch an seine Umgebung, die die schweren Folgen der Krankheit voll trägt. Das Ziel besteht nicht darin, den Patienten „ihr Gedächtnis zurückzugeben", sondern ihren Autonomieverlust zu bremsen und so lange wie möglich ihre Verhaltensstörungen unter Kontrolle zu bekommen. Diese Betreuung ist sowohl pharmakologisch als auch nicht-pharmakologisch. Sie ist für jeden Patienten spezifisch, interdisziplinär und koordiniert. Außerdem wissen die Ärzte, dass die Behandlung bei bestimmten Patienten vermieden werden muss, weil sie entweder die Symptome der Krankheit verschlimmert oder mit den spezifischen Behandlungsverfahren interferiert. Es ist also wichtig, dass der behandelnde Arzt und die Familie die Fachärzte über die anderen Behandlungsverfahren unterrichten, die mit dem Patienten vorgenommen werden.

Behandlung der Symptome

Vier Medikamente wurden für die Alzheimer-Krankheit zum Verkauf genehmigt. Dabei handelt es sich um eine sogenannte „symptomatische" Behandlung, weil diese Medikamente vorübergehend die kognitiven oder verhaltensbezogenen Störungen der Patienten verändern, ohne den Krankheitsprozess zu stoppen. Ohne die Krankheit zu heilen oder ihre Lebenserwartung zu erhöhen, lindern und verbessern sie die Lebensqualität der Patienten sowie die ihrer Familie. Die letztendliche Entwicklung der Alzheimer-Krankheit wird also nicht verändert, sondern ihr Verlauf, der dadurch für einige Jahre annehmbarer wird. Das drückt sich in der Wendung aus: „Man gibt dem Leben keine zusätzlichen Jahre, sondern den Jahren mehr Annehmlichkeit."

Die Familie der AChE-Hemmer

Die AChE-Hemmer (Azetylcholinesterase-Hemmer) zielen darauf ab, den für die Alzheimer-Krankheit charakteristischen Azetylcholinmangel auszugleichen: Diese Medikamente blockieren das Enzym, das für den Abbau von Azetylcholin verantwortlich ist und erhöhen dadurch künstlich die Menge von Azetylcholin, die für die Kommunikation zwischen den Neuronen zur Verfügung steht. Ihre Wirksamkeit kann nur vorübergehend sein, da sie das Vorhandensein von Nervenzellen erfordert, die noch zur Azetylcholinsynthese in der Lage sind.

Die drei Medikamente, die in Deutschland zum Verkauf angeboten werden sind Donepezil, Rivastigmin und Galantamin. Sie sind den leichten und mäßig schweren Formen der Alzheimer-Krankheit vorbehalten, das heißt, sie können bei einem MMS-Testergebnis (siehe S. 45) zwischen 10 und 26 Punkten eingesetzt werden. Ihre anfängliche Verschreibung ist Neurologen, Geriatern, Psychiatern und Ärzten vorbehalten, die eine gerontologische Ausbildung besitzen. Dieselben Ärzte sollen auch eine Verlängerung für mindestens ein Jahr sicherstellen, wobei die Verlängerungen in der Zwischenzeit durch einen anderen Arzt erfolgen können. Die Behandlung mit einem AChE-Hemmer darf nur dann begonnen werden, wenn ein Angehöriger regelmäßig die Einnahme des Medikaments durch den Patienten überwachen kann oder, falls das nicht möglich ist, das Medikament unter der Aufsicht einer Krankenschwester, die den Patienten ein oder zweimal am Tag besucht, eingenommen wird.

Obwohl sie zu derselben therapeutischen Gruppe gehören, besitzen diese drei Medikamente etwas unterschiedliche Eigenschaf-

DIE ACHE-HEMMER

Donepezil wird einmal am Tag mit einer empfohlenen Dosis von 5 oder 10 mg eingenommen (in Tabletten- oder Schmelztablettenform); es sollte unbedingt morgens eingenommen werden, um das Auftreten von Alpträumen oder von Schlaflosigkeit zu vermeiden. Rivastigmin wird zweimal täglich (morgens und abends) eingenommen; die empfohlene Dosis (in Form von Kapseln oder einer Trinklösung) liegt bei 6 bis 12 mg pro Tag. Seit 2008 gibt es eine praktischere Form als Hautpflaster (4,6 und 9,5 mg). Galantamin wird entweder morgens und abends eingenommen (in Tablettenform oder als Trinklösung) oder nur morgens (Kapseln, die das Medikament allmählich freisetzen, mit 8, 16 oder 24 mg LP); die empfohlene Dosis liegt bei 16 bis 24 mg pro Tag.

ten. Gleichwohl unterscheiden sie sich nicht wesentlich in ihrer Wirksamkeit. Wenn der Patient auf eines der drei Medikamente nicht anspricht, kann es dennoch hilfreich sein, zu einem der anderen beiden überzugehen. Jedenfalls ist diese Frage nicht explizit in der einen oder anderen Richtung entschieden. Die Wirksamkeit der drei Medikamente ist abhängig von ihrer Dosierung, das heißt, sie nimmt mit größerer Dosis zu, aber diese Zunahme wird durch die Verträglichkeit der Moleküle begrenzt.

Begleiterscheinungen

Alle drei Medikamente haben zwar Begleiterscheinungen, aber wenn das eine nicht vertragen wird, sollte man die beiden anderen ausprobieren, die möglicherweise besser vertragen werden. Nebenwirkungen sind selten und gering, sie werden zum größten Teil dadurch verhindert, dass man die Dosen schrittweise erhöht.

Die hauptsächlichen Nebenwirkungen betreffen die Verdauung (Übelkeit, Erbrechen, Appetitmangel, Gewichtsverlust, Durchfall), das Herz (Verlangsamung der Herzfrequenz) und die Bronchien.

Die Wirkungen auf die Verdauung sind gewöhnlich nur vorübergehend. Um sie zu vermindern, genügt es, die Dosen ganz langsam zu steigern, das Medikament beim Essen einzunehmen und Medikamente gegen Erbrechen oder Durchfall zu verwenden. In der Sommerzeit sollte man ebenfalls vorsichtig sein, denn eine starke Hitze führt zu geringerer Verträglichkeit dieser Medikamente.

Die Wirkungen auf das Herz treten hauptsächlich bei Patienten auf, die schon an Herzkrankheiten leiden (Rhythmus- oder Leitungsstörungen) oder Medikamente mit Betablockern einnehmen. Untersuchungen haben gezeigt, dass das Risiko der Verlangsamung der Herztätigkeit nur gering ist: zwei bis drei Schläge weniger pro Minute. Natürlich kann diese Verlangsamung auch zu einem Kreislaufkollaps führen, wenn der Patient gleichzeitig mehrere Tabletten einnimmt, was die Notwendigkeit unterstreicht, dass man sich der korrekten Einnahme des Medikaments vergewissert. Bei Zwölffingerdarmgeschwüren und erst kürzlich aufgetretenen Herzinfarkten sowie bei vorangehendem Asthma oder einer Verstopfung der Bronchien und der Lunge ist Vorsicht geboten.

Auch hier stellt man seltenere und häufig vorübergehende Wirkungen in Form von Reizbarkeit, Schlaflosigkeit, Alpträumen, Kopfschmerzen, Krämpfen und laufender Nase fest.

Wirksamkeit

Die Wirksamkeit der drei Medikamente wurde von zahlreichen Untersuchungen kognitiver Störungen, Verhaltensstörungen, Alltagstätigkeiten, des allgemeinen Eindrucks der Veränderung durch eine Hilfsperson, der Verzögerung der Einweisung in ein Heim (siehe S. 99) belegt. Die Medikamente sollten so früh wie möglich verschrieben werden. Die AChE-Hemmer verkürzen die wöchentliche Zeit, die sich eine Betreuungsperson um den Patienten kümmert, um mehrere Stunden: Je nach Schweregrad des Zustands des Patienten variiert die jede Woche an Hilfeleistungen und an Überwachung eingesparte Zeit von einer Stunde bis 23 Stunden. Die Medikamente senken auch die Kosten, die mit der Krankheit

KOMMENTARE VON FAMILIENANGEHÖRIGEN VON PATIENTEN, DIE MIT ACHE-HEMMERN BEHANDELT WURDEN

- „Er findet seine Sachen besser wieder."
- „Sie hat wieder angefangen, mich im Büro anzurufen."
- „Er hat wieder mit Kreuzworträtseln angefangen."
- „Sie macht wieder den Haushalt und erledigt Einkäufe im Viertel."
- „Sie kann wieder alleine ausgehen."
- „Sie hat ganz alleine ein Bad nehmen wollen und hat es auch geschafft."
- „Es geht ihm besser, er zeigt mehr Interesse, er sieht fern, er macht treffendere Bemerkungen, er telefoniert wieder."

verbunden sind: So hat eine Untersuchung gezeigt, dass die durchschnittlichen Jahresausgaben von 13 500 Euro pro Jahr bei einem unbehandelten Patienten auf 10 500 Euro bei einem behandelten Patienten zurückgingen. Sie ermöglichen auch eine Verringerung verschriebener Medikamente gegen Verhaltensstörungen (Neuroleptika, Antidepressiva, Beruhigungsmittel). Schließlich verzögern sie die Einweisung in ein Heim um zwei Jahre, indem sie den Aufenthalt zu Hause annehmlicher gestalten.

Auswirkung vor allem auf das Verhalten

Die Wirkung dieser Behandlung mit AChE-Hemmern lässt sich nicht am Gedächtnis erkennen, das seit dem Krankheitsbeginn schon schwer beeinträchtigt ist. Dagegen stellen die Familien eine bessere Konzentration, mehr Gespräche, stärkere Beteiligung an Alltagstätigkeiten, Widerergreifen der Initiative fest. Auf der Verhaltensebene lässt sich die Wirkung dieser Medikamente auf die Apathie, das Desinteresse, die Unruhe und Halluzinationen feststellen. Eine Untersuchung an Patienten im Heim hat sogar gezeigt, dass bei 50 % der Patienten ein Teil ihrer Verhaltensstörungen nach einem Jahr Behandlung besser wurde (Angst,

Ohne die Krankheit zu heilen, verbessern die Medikamente vorübergehend den Zustand mancher Patienten.

Wahnvorstellungen, Unruhe, Halluzinationen, Reizbarkeit, Umherwandern) und dass 93 % der Patienten, die am Anfang keine Verhaltensstörungen zeigten, auch nach einem Jahr Behandlung keine entwickelten.

Es ist schwierig zu bestimmen, wie lange die Wirkung der Anticholinesterasen andauert. Nach drei oder vier Jahren der Behandlung zeigen die Untersuchungen eine anhaltende Wirkung im Hinblick auf die kognitiven und verhaltensbezogenen Symptome sowie eine Verlangsamung des Entwicklungsgefälles. Man sollte hervorheben, dass, auch wenn manche Patienten schnell und einige Jahre lang auf die Behandlung ansprechen, andere nicht sofort, sondern erst später ansprechen und manche Patienten schließlich überhaupt nicht günstig auf die Behandlung reagieren. Es gibt kein Mittel, um im Voraus zu wissen, welche Patienten auf sie ansprechen werden. Jedenfalls steht fest, dass in den Augen derjenigen Ärzte, die die Zeit vor dem Aufkommen der Anticholinesterasen gekannt haben, die Patienten, die jetzt diese Medikamente einnehmen, sich nicht mehr so wie früher entwickeln (**Abb. 4**).

Abbruch der Behandlung

Die plötzliche Unterbrechung der Behandlung wird drei bis sechs Wochen später von einem schnellen Verfall begleitet, der den Patienten auf das Niveau zurückbringt, auf dem er sich ohne Behandlung befunden hätte.

Dadurch wird bestätigt, dass diese Behandlung im Wesentlichen auf die Symptome einwirkt und nicht auf den Entwicklungsverlauf der Alzheimer-Krankheit. Die Fortsetzung der Behandlung gestattet nicht, den kognitiven Zustand vor der Unterbrechung wieder zu erreichen. Dennoch stellt sich die Frage nach dem Zeitpunkt, zu dem man diese Behandlung abbrechen soll. MMS-Testergebnisse

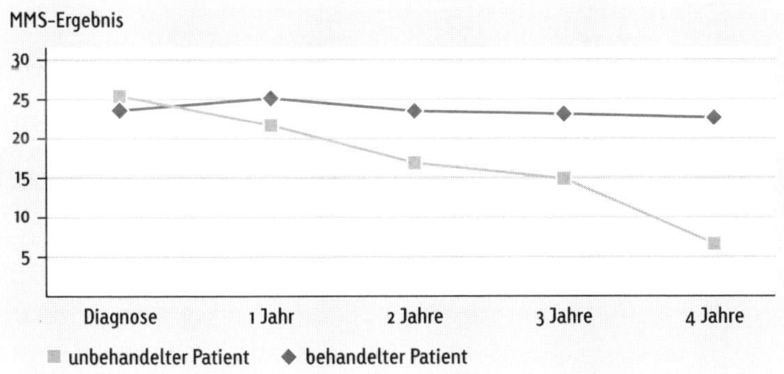

Abbildung 4. Die hellgraue Linie zeigt den Fall eines Patienten zu der Zeit, als es noch keine Behandlung mit AChE-Hemmern gab. Die dunkelgraue Linie zeigt die Entwicklung eines Patienten, der gegenwärtig von einer AChE-Hemmer-Behandlung profitiert (diese Verlangsamung der Entwicklung wird leider nicht bei allen behandelten Patienten beobachtet).

zwischen 10 und 26 betreffen den Beginn der Behandlung. Sie stellen keinesfalls Zahlen dar, ab denen man sie abbrechen muss. Die Feststellung einer sprunghaften Zunahme bei ihrem Abbruch rechtfertigt zwar die Fortsetzung der Behandlung, es ist aber dennoch zulässig, ihren Nutzen einzuschätzen, wenn der Patient schnelle Verfallserscheinungen zeigt. Die Aufrechterhaltung einer Behandlung mit AChE-Hemmern bei einem bettlägerigen Patienten ist nicht gerechtfertigt.

Antiglutamate

Diese Familie umfasst nur ein einziges Medikament, nämlich Memantin. Dieses Medikament wirkt dadurch, dass es die neuronalen Rezeptoren vor einem Neurotransmitter blockiert, der Glutamat genannt wird und dessen übermäßiges Vorkommen für eine toxische Erregung der Nervenzellen verantwortlich ist. Memantin ist bei schweren bis mittelschweren Formen der Alzheimer-Krankheit geeignet (bei einem MMS-Ergebnis zwischen 3 und 20).

ANTIGLUTAMATE

Memantin wird morgens eingenommen; die empfohlene Tagesdosis (in Tablettenform oder als Trinklösung) liegt bei 20 mg.

Da sich ihre Wirkungsweisen unterscheiden, ist es möglich, Memantin gemeinsam mit den AChE-Hemmern zu verabreichen, wobei ihre Wirkung sich allerdings potenzieren kann. Es ist zwar keine Störung der Leberfunktion, der Verdauung oder der Herztätigkeit zu befürchten, aber es besteht ein Risiko für Aggressivität, Reizbarkeit oder Halluzinationen, das man vermeidet, indem man die Dosen ganz langsam steigert. Im Falle einer Nieren- oder Leberinsuffizienz sollte man vorsichtig sein.

Wie bei den AChE-Hemmern variiert auch die Wirksamkeit von Memantin von einem Patient zum nächsten. Es verbessert das

SPEZIFISCHE BEHANDLUNGSVERFAHREN DER ALZHEIMER-KRANKHEIT

Die AChE-Hemmer: Donepezil, Rivastigmin, Galantamin.
Die Antiglutamate: Memantin.

Diese Behandlungsverfahren heilen die Alzheimer-Krankheit nicht. Sie verbessern vorübergehend bestimmte Krankheitssymptome, ohne ihre letztliche Entwicklung zu verhindern.

Diese Medikamente machen den Entwicklungsverlauf des Patienten einige Jahre lang annehmbarer.

Ihre Verträglichkeit wird durch eine sehr allmähliche Steigerung der Dosen und die Überwachung im Falle von Herzkrankheiten erleichtert.

Die Familie oder eine Krankenschwester müssen sich bei diesen amnestischen Patienten vergewissern, dass die Medikamente korrekt eingenommen wurden (weder vergessen noch mehrmals eingenommen wurden).

Allgemeinverhalten des Patienten und seine Alltagstätigkeiten bedeutend. Es verringert ebenfalls Wahnvorstellungen, Unruhe und Aggressivität, was die Einweisung in eine Sondereinrichtung verzögert.

Schließlich bringt Memantin der Umgebung Erleichterung, indem es ihr etwa elf Stunden Betreuung pro Woche erspart.

Auch hier wird die plötzliche oder anhaltende Unterbrechung der Behandlung rasch von einem kognitiven und verhaltensbezogenen Verfall begleitet; die erneute Einnahme des Medikaments gestattet nicht, den Zustand vor der Unterbrechung wieder zu erreichen.

DIE BEHANDLUNG DER VERHALTENSSYMPTOME

Die allgemeinen Prinzipien

Die Patienten, die von einer Alzheimerkrankheit betroffen sind, weisen zu einer bestimmten Zeit immer eine oder mehrere Verhaltens- oder Stimmungsstörungen auf. Während sie zu Beginn der Krankheit noch unbedeutend sind, nehmen diese Symptome im Lauf der Zeit zu und werden stärker. Sie können auch variieren, indem sie nur zu manchen Tageszeiten oder an manchen Tagen in der Woche auftreten. Aufgrund dieser Schwankungen ist es nicht immer notwendig, den Patienten dauernd zu behandeln, sondern ihm punktuell ein passendes Medikament zu geben oder ihm gegenüber eine geeignete Einstellung anzunehmen. Die Unruhe, die Aggressivität, die Widerrede, das Fortlaufen von Zuhause, die psychotischen Störungen (Halluzinationen, Wahnvorstellungen) sind besonders schwer in den Griff zu bekommen.

Vor dem Beginn einer Behandlung sollte man die Faktoren kennen, die die Auslösung dieser Verhaltenssymptome begünstigen, wie zum Beispiel unerwartete Ereignisse, Veränderungen der Umwelt des Patienten, das Auftreten einer Infektion oder einer anderen Krankheit. Im Rahmen des Möglichen versuchen die Ärzte, der Familie nahe zu bringen, wie sie die Situationen bestimmen und beherrschen kann, die diese Verhaltensstörungen erzeugen. Zu ihrer Behandlung bevorzugen sie in der Regel die am besten verträglichen Medikamente und fangen mit kleinen Dosen an, die stufenweise erhöht werden, indem sie die Behandlung einige Wochen lang fortsetzen, bis sich der Patient stabilisiert und dessen medikamentöse Behandlung anschließend schrittweise zurückgenommen wird. Auch wenn es immer vorzuziehen ist, dass der Patient so wenig Medikamente wie möglich bekommt, zwingt doch die Verschiedenartigkeit der Verhaltensstörungen oft dazu, gleichzeitig mehrere Medikamente einzusetzen.

Behandlung der psychischen und verhaltensbezogenen Störungen

Gegen die Verhaltensstörungen lässt sich auf dreierlei Weise vorgehen: durch Medikamente mit AChE-Hemmern oder Antiglutamaten, durch die Verwendung psychotroper Medikamente und durch eine geeignete Einstellung gegenüber dem Patienten.

Wir haben gesehen, dass die Behandlungsverfahren mit Anticholinesterasen und Antiglutamaten eine teilweise Wirksamkeit im Hinblick auf bestimmte Symptome aufweisen, wie zum Beispiel Halluzinationen, Apathie, Desinteresse und Unruhe. Sie gestatten auch, die Dosis der psychotropen Medikamente zu senken.

Die Verhaltensstörungen der Alzheimer-Krankheit sind für psychotrope Medikamente empfänglich: Dabei handelt es sich um Medikamente, die auf die Angst (Beruhigungsmittel), die Depression (Antidepressiva), die Unruhe, die Aggressivität und die Halluzinationen (Neuroleptika) und die Stimmungsschwankungen (Thymoregulatoren) einwirken. Es ist nicht immer notwendig, psychotrope Medikamente zu verabreichen und zwar entweder, weil bestimmte Symptome es nicht wirklich erfordern oder nur die Umgebung verängstigen, ohne den Patienten wirklich zu stören, oder weil eine geeignete Einstellung der Umgebung ausreicht, um ihr Auftreten zu verhindern.

Gegen die Angst

Gegen die Angst kann man geringe Dosen von Beruhigungsmitteln verwenden (Xanax®, Lexomil®, Equanil®, Lysanxia® ...). Manchmal ist die Angst für schwerere Krankheitserscheinungen wie zum Beispiel Aggressivität oder Unruhe verantwortlich. In diesen Fällen ist anstelle eines Neuroleptikums ein Beruhigungsmittel vorzuziehen. Die Familien machen sich häufig wegen der Verwendung von Beruhigungsmitteln Sorgen, weil sie einen schlechten Ruf im Hinblick auf das Gedächtnis haben: Tatsächlich sind jedoch geringe Dosen von Beruhigungsmitteln bei diesen Patienten, bei denen das schwere amnestische Syndrom wahrscheinlich nur wenig verschlimmert wird, nicht besonders gefährlich.

Es ist nicht notwendig, ständig Beruhigungsmittel zu verabreichen. Ihre punktuelle Verwendung ist häufig vorzuziehen im Hinblick auf Situationen, die von der Umgebung aufgrund ihrer Wiederholung schon wohlbekannt sind. Bei Dämmerungsangst oder wenn die lärmende Gegenwart der Enkelkinder den Patienten destabilisiert oder wenn er in der Tagespflege ist, kann man auch ein leichtes Beruhigungsmittel verabreichen. Dieses Beruhigungsmittel kann entweder beim Auftreten einer Angst- oder Aggressionsepisode oder in Vorwegnahme einer solchen Episode gegeben werden, etwa 30 bis 60 Minuten früher.

Gegen Depression

Gegen die Depression bevorzugen Ärzte die Verwendung von Serotonin-Wiederaufnahme-Hemmern (Zoloft®, Deroxat®, Seroplex®, Seropram® ...), die viel besser vertragen werden als die Antidepressiva der ersten Generation. Diese Medikamente wirken auch gegen Angst, Reizbarkeit oder Stimmungsschwankungen. Die Behandlung muss kontinuierlich erfolgen.

Gegen Unruhe und Aggressivität

Neuroleptika werden häufig gegen Unruhe und Aggressivität eingesetzt sowie im Fall von Halluzinationen und Wahnverhalten.

EINIGE WICHTIGE PUNKTE ZUR BEHANDLUNG DES VERHALTENS

Es gibt keine Medikamente für Fügsamkeit: Die Beruhigungsmittel beruhigen eben! Die besonderen Behandlungsverfahren der Alzheimer-Krankheit reduzieren bestimmte Verhaltensstörungen.

Verhaltensstörungen können durch eine geeignete Einstellung der Umgebung verhindert werden, wodurch sich die Gabe von psychotropen Medikamenten vermeiden lässt.

Die medikamentöse Behandlung hat nicht den Zweck, den Patienten zu „normalisieren", sondern gefährliche oder beängstigende Verhaltensweisen, die manchmal nur sehr flüchtig auftreten, zu unterdrücken oder zu reduzieren.

Es ist nicht notwendig, die fixen Ideen oder Halluzinationen zu behandeln, die vom Patienten nicht als bedrohlich erlebt werden.

Die Dauerverwendung von Beruhigungsmitteln ist nicht unbedingt erforderlich: Eine punktuelle Verwendung kann gelegentliche Fälle von Unruhe oder Angst verhindern oder eindämmen.

Bestimmte psychotrope Medikamente, wie zum Beispiel Neuroleptika sollten so lange wie möglich vermieden werden, denn sie beeinträchtigen die Geistesfunktionen und führen zur Steifheit und Langsamkeit (Parkinsonsyndrom).

Ihre Wirkung ist stark, wobei die hauptsächlichen Nachteile in einer Verlangsamung der Geistesfunktionen und der Erzeugung motorischer Störungen bestehen, die denen der Parkinson-Krankheit ähnlich sind (Apathie, Steifheit, Langsamkeit). Ihre Verwendung in geringen Dosen sollte nur vorübergehend sein, andernfalls wird die Autonomie des Patienten schnell beeinträchtigt. Beruhigungsmittel und Antidepressiva weisen weniger Nachteile als Neuroleptika auf, obwohl sie oft bei Unruhe oder Aggressivität genauso wirksam sind. Man muss nicht alle Verhaltensstörungen behandeln, sondern nur diejenigen, die den Patienten verängstigen oder die

Es ist besser, die Ursache der psychischen und verhaltensbezogenen Störungen zu unterbinden oder zu behandeln als die Symptome selbst, wenn sie auftreten.

für ihn und seine Umgebung gefährlich sind. Beispielsweise wird die Verabreichung eines Neuroleptikums an einen Patienten, der mit einem Fernsehjournalisten spricht, ohne sich bedroht zu fühlen, das Symptom zwar unterdrücken, aber nur um den Preis von Komplikationen, die von der Umgebung anschließend nur schlecht ertragen werden.

Es gibt keine Medikamente, um den Patienten „gefügig zu machen": Die Medikamente, die gegen Unruhe, Aggressivität und Widerrede verwendet werden, machen ihn nicht folgsam, sondern beruhigen ihn! Das hat häufig zur Folge, dass er schläfrig wird, was von der Umgebung ebenfalls nicht erwünscht ist und die Körperpflege erschwert.

Gegen Apathie und Schlafstörungen

Für die Apathie gibt es keine medikamentöse Behandlung. Einen apathischen Patienten anzuregen kann sich als verhängnisvoll erweisen, indem es bei ihm Unverständnis, Angst oder gar Aggressivität auslöst. Für die Familie ist es wichtig zu verstehen, dass der Patient nicht „faul" geworden ist oder sich absichtlich widersetzt, sondern dass seine Krankheit seine Tätigkeiten einschränkt.

Schlafstörungen sind zwar häufig, brauchen aber nicht unbedingt mit Medikamenten behandelt zu werden. Bestimmte einfache Verhaltensweisen, die weiter unten besprochen werden, erleichtern die Lösung dieser Probleme.

Im Falle einer akuten Krise

Es können bestimmte Krisenzeiten auftreten, deren Ursprung auf mehrere Faktoren zurückgeht (Erschöpfung, akute Krankheiten, Unterbrechung der Betreuung) und die sich durch das Erscheinen oder die Verschlimmerung von psychischen und verhaltensbezogenen Störungen ausdrücken. Manchmal ist es notwendig, den Patienten einige Tage ins Krankenhaus, zu einem fachärztlichen oder gerontopsychiatrischen Dienst oder zu einer Abteilung für Kognition und Verhalten innerhalb eines Dienstes für Nachsorge und Rehabilitation zu bringen. Ihr Ziel ist es, durch ein individuelles Rehabilitationsprogramm für Kognition und Verhalten die Verhaltensstörungen zu stabilisieren sowie zu Beginn der Krisensituation die Betreuung sicherzustellen.

Der Alzheimer-Patient ist empfindlich

Die Behandlung eines Patienten mit einem Demenzsyndrom besteht nicht bloß in der Verabreichung von Medikamenten, sondern auch darin, dass man seine Psychologie und seine zusätzlichen Krankheiten berücksichtigt, die ihn schwächen. Umgekehrt wird die Alzheimer-Krankheit die Entwicklung seiner anderen Krankheiten verschlimmern. Das bedeutet nicht, dass man sich darum nicht zu kümmern braucht, sondern im Gegenteil, dass es notwendig ist, die Überwachung des Patienten zu verstärken und bei einem Krankenhausaufenthalt mehr auf ihn aufzupassen.

DIE ZUKUNFT DER MEDIKAMENTÖSEN BEHANDLUNG

Die experimentelle Überprüfung der Medikamente ist schwierig, denn die Alzheimer-Krankheit gibt es im Naturzustand bei Tieren nicht. Durch die Erzeugung künstlicher Abstammungslinien von Mäusen wurde es möglich, manche der spezifischen Schädigungen der Alzheimer-Krankheit bei ihnen zu reproduzieren: Künftig ist es möglich, vorläufige Tests an Mäusen vorzunehmen, bevor man endgültige Tests am Menschen durchführt. Beim Menschen beansprucht die Erprobung neuer Medikamente sechs bis zwölf Monate, wobei 50 bis 75 % der Patienten wirklich das Molekül erhalten, das beurteilt werden soll, während die anderen ein Placebo einnehmen: Weder der Patient noch der Arzt wissen, wer das Medikament erhält (Doppelblindversuche vs. Placebo). Im Falle einer Teilnahme an einer biomedizinischen Untersuchung (die therapeutisch sein kann oder auch nicht) erhalten der Patient und seine Familie (oder die bestimmte Vertrauensperson) vom Arzt die notwendigen Informationen, um zu einer freien und aufgeklärten Einwilligung zu gelangen.

Keine Behandlung verhindert unterdessen die Entwicklung und das Fortschreiten der spezifischen Schädigungen des Gehirns durch die Alzheimer-Krankheit. Das Ziel der Medikamente (von denen es mehr als 100 gibt), die gegenwärtig geprüft werden, besteht darin, sehr früh auf die biologischen Prozesse der Krankheit einzuwirken, indem sie den Mechanismen der Degeneration und dem Tod von Nervenzellen entgegenwirken. Es handelt sich um Moleküle, die die Produktion des Proteins Beta-Amyloid reduzieren oder seinen Abbau oder seine Beseitigung steigern.

Andere Moleküle haben das Ziel, die Bildung der Bestandteile der degenerierten Neurofibrillen zu verhindern. Die Komplexität des biologischen Mechanismus der Alzheimer-Krankheit macht die Kombination verschiedener Medikamente wahrscheinlich, die auf mehrere Stadien der Krankheit einwirken. Es ist deshalb nur folgerichtig, dass diese Medikamente so früh wie möglich verschrieben werden.

Die Immunisierung

Die Immunisierung, die auch fälschlicherweise „Impfung" genannt wird, ist kein Behandlungsverfahren, um das Auftreten der Alzheimer-Krankheit bei gesunden Personen zu verhindern, sondern es handelt sich um eine Technik, die ausschließlich bei Patienten eingesetzt wird. Ihr Ziel besteht darin, den amyloiden Proteinen entgegenzuwirken, aus denen die senilen Plaques bestehen, entweder indem sie zersetzt werden oder indem ihre Bildung oder Ausbreitung verhindert wird. Zwei Immunisierungstechniken werden erprobt: Die eine zielt darauf ab, die Bildung von Antikörpern durch den Organismus des Patienten auszulösen. Die andere besteht darin, direkt Antikörper zuzuführen, die sich schon gegen die Anomalien der Krankheit richten. Der erste Versuch am Menschen in den Jahren 2002 bis 2003 hat sich zwar als ermutigend erwiesen, war jedoch leider für schwere Komplikationen bei 6 % der getesteten Patienten verantwortlich. Neue Versuche sind seit 2007 im Gange.

DIE BEHANDLUNG DER ANDEREN DEMENZERKRANKUNGEN

Außer für die Lewy-Körper-Demenz gibt es für die anderen Demenzerkrankungen kein spezifisches Behandlungsverfahren. Dennoch werden bestimmte psychotrope Medikamente gegen Verhaltens- und Stimmungsstörungen eingesetzt.

Die Lewy-Körper-Demenz

Untersuchungen haben gezeigt, dass die Medikamente mit AChE-Hemmern, die für Alzheimer verschrieben werden (hauptsächlich Rivastigmin) auch bei der Lewy-Körper-Demenz wirksam sind, insbesondere gegen Halluzinationen, die oft nach einigen Tagen der Behandlung verschwinden. Das Parkinsonsyndrom reagiert nur schwach auf die üblichen Medikamente für die Parkinson-Krankheit, letztere können außerdem Verwirrtheitszustände und Halluzinationen auslösen. Neuroleptika sind kontraindiziert, denn sie verschlimmern die Krankheit und zwar sowohl die Anzeichen von Parkinson als auch den Wachheitszustand und die Geistesfunktionen. Rivastigmin kann bei Demenzerkrankungen, die mit der Parkinson-Krankeit verbunden sind, ebenfalls verwendet werden.

Die frontotemporalen Demenzen

Es gibt kein Medikament, das spezifisch auf den Prozess der frontotemporalen Demenzen wirkt. Antidepressiva vom Typ der Serotonin-Wiederaufnahme-Hemmer reduzieren häufig die Reizbarkeit oder die Zwangsvorstellungen der Patienten. Die Medikamente mit AChE-Hemmern der Alzheimer-Krankheit sind nicht ratsam, zumal sie manchmal den Zustand der Patienten verschlechtern können. Neuroleptika sollten mit Vorsicht verwendet werden, denn sie verschlimmern die Krankheit beträchtlich, insbesondere die Apathie. Wenn diese Patienten übermäßig enthemmt sind (Aggressivität, Überschwänglichkeit, antisoziales Verhalten) werden manchmal ausnahmsweise geringe Dosen von Neuroleptika verwendet. In einer Sondereinrichtung erschwert das besonders unruhige Verhalten dieser Patienten das Zusammenleben mit denjenigen Patienten, die an einer Alzheimer-Krankheit leiden.

Semantische Demenz

AChE-Hemmer bieten sich nicht zur Behandlung an. Psychotrope Medikamente werden im Fall von starken Verhaltensstörungen eingesetzt. Wie bei den frontotemporalen Demenzen sollte man die Verwendung von Neuroleptika hinauszögern. Es ist unbedingt notwendig, aufgrund der Sprachstörungen eine logopädische Rehabilitation vorzunehmen.

Rückbildung der Hirnlappen ohne beginnende Demenz

Das relativ regelmäßige Vorhandensein von Alzheimer-Schädigungen bei einem Benson-Syndrom rechtfertigt die Verwendung von AChE-Hemmern. Im Fall des Mesulam-Syndroms ist ihre Verwendung dagegen strittiger (und ihre Wirksamkeit wurde nie bewiesen). Bei diesen beiden Leiden sind Antidepressiva notwendig, denn die Patienten sind sich sehr lange ihrer Schwierigkeiten bewusst. Eine logopädische Rehabilitation ist bei diesen beiden Syndromen unverzichtbar.

Andere Demenzerkrankungen

Medikamente mit AChE-Hemmern sind zwar bei Gefäßdemenzen unwirksam, aber Galantamin hat einen vorübergehenden Nutzen bei Alzheimer-Krankheiten mit zerebrovaskulärer Komponente bewiesen. Im Falle seltenerer Demenzerkrankungen, wie zum Beispiel der progressiven supranukleären Lähmung, der Huntington-Krankheit, der kortikobasalen Degeneration und den Multisystematrophien, gibt es keine spezifische medikamentöse Behandlung.

8 Nicht-medikamentöse Behandlungsverfahren

KOGNITIVE HEILBEHANDLUNG UND REHABILITATION

Sowohl die Patienten als auch ihre Familien äußern das Bedürfnis, ihr Gedächtnis „arbeiten“ zu lassen. Neuropsychologen und Logopäden haben die Möglichkeit, kognitive Rehabilitationsprogramme einzuleiten, deren Ziel darin besteht, die erhaltenen kognitiven Fähigkeiten zu gebrauchen, um die Autonomie der Patienten aufrechtzuerhalten und ihre Fähigkeiten zur Konzentration, Anpassung und Kommunikation zu stärken. Diese Techniken sind vor allem in den leichten und gemäßigten Demenzstadien wirksam.

Auch wenn man das Gedächtnis von Alzheimer-Patienten nicht wirklich einer Heilbehandlung im weiteren Sinne unterziehen kann, ist es doch möglich, dass sie Eigennamen und Fahrtrouten im Gedächtnis behalten. Techniken der kognitiven Rehabilitation zielen auf das Wiedererlernen präziser Aufgaben des Alltagslebens ab und zwar entweder individuell oder in kleinen Gruppen. Die Patienten können sich auch mit ihren bevorzugten Freizeitaktivitäten oder mit Teilen ihrer Vergangenheit, wie zum Beispiel der familiären Genealogie, ihren Lieblingsbüchern oder -liedern beschäftigen, mit den Reisen, die sie gemacht haben, mit historisch oder gesellschaftlich bedeutenden Ereignissen. Alle diese Ansätze müssen gezielt, individuell und pragmatisch sein, das heißt, sich auf wichtige Zentren des Interesses der Person und auf konkrete Situationen ihrer Umwelt beziehen, indem sie ihre verbliebenen kognitiven Fähigkeiten so gut wie möglich ausnutzen.

⇨ THERAPEUTISCHE BEHANDLUNGSMÖGLICHKEITEN BEI DEMENZ

Gedächtnistraining (Memory-Training, Gehirn-Jogging): Konzentrationsübungen, Merkspiele und Übungen zur geistigen Beweglichkeit. Häufig als spielerisches Training in der Gruppe. Das Programm sollte individuell abgestimmt sein, um Überforderung und Frustration zu vermeiden. Nur zu Beginn der Krankheit zu empfehlen. Die Merkfähigkeit darf noch nicht zu stark abgenommen haben.

Musiktherapie: Gemeinsamens Singen, Musizieren, Tanzen. Musiktherapie hilft den Betroffenen, unter anderem eigene Gefühle und Probleme ohne Worte auszudrücken. Kann auch im fortgeschrittenen Stadium angewandt werden.

Selbst-Erhaltungs-Training (SET): Erhaltung des Wissens um die eigene Persönlichkeit, zum Beispiel durch alte Fotos oder Geschichten aus dem eigenen Leben. Bis zum mittleren Stadium anwendbar.

Realitäts-Orientierungs-Training (ROT): Betroffenen werden durch Angehörige oder Pflegende Orientierungshilfen gegeben, indem zum Beispiel an Datum (oder Jahreszeit), Tageszeit und Ort erinnert wird. Dieses Training kann auch in Gruppen stattfinden. Nur im frühen Stadium sinnvoll.

Erinnerungstherapie (Reminiszenz-Therapie): Erinnerungen können durch alte Fotografien oder bekannte Musikstücke wieder aufleben und bei den Betroffenen – einzeln oder in Gruppen – die geistige Anregung fördern. Das Langzeitgedächtnis, als die Erinnerung an länger zurück liegende Ereignisse, muss erhalten sein.

Milieutherapie: Ganzheitlicher Ansatz für die Betreuung Demenzkranker. Dazu gehören Arbeiten mit den Betroffenen (Biographiearbeit, Förderung des Selbstwertgefühls), seinen Angehörigen und Betreuern (Beratung, Schulung, praktische Entlastung durch Tageskliniken), seinem häuslichen Umfeld (Wohnungsanpassung und Hilfsmittelnutzung] und Hilfen, die auf mehreren Ebenen ansetzen, zum Beispiel Entwickeln eines für alle Beteiligten günstigen Tagesablaufes. Keine Einschränkungen.

Snoezelen [das Wort wurde aus den holländischen Begriffen snuffelen = schnüffeln, schnuppern und doezelen = dösen, schlummern gebildet]: Gerade in Stadien, in denen der Umgang mit der Sprache schwierig wird, können Patienten über die Sinne, dass heißt über das Hören, Riechen, Sehen, Schmecken und Fühlen sowohl entspannt als auch angeregt werden. Keine Einschränkungen.

Auch wenn die Zusammenarbeit mit der Familie unverzichtbar ist, sollen die Betreuer doch nicht die Stelle derjenigen einnehmen, die mit der Rehabilitation beauftragt sind. Das ist weder ihre Rolle noch haben sie die Kompetenz dazu. Außerdem könnten sie gereizte Reaktionen seitens der Patienten gegen sich hervorrufen. Dagegen kann die Familie auch weiterhin mit den Patienten Freizeittätigkeiten vollziehen, wie zum Beispiel ihren gewohnten Sport oder ihre bevorzugten Gesellschaftsspiele (Karten, Domino ...). Dabei wird es notwendig sein, diese Aktivitäten entsprechend der Schwere der Krankheit anzupassen.

DIE ROLLE DER VERSCHIEDENEN HILFSPERSONEN

Logopäden

Die Aufgabe der Logopäden besteht in der Betreuung der Kommunikationsstörungen der Patienten, die an Demenz leiden. Sie beginnen mit ihrer Arbeit aufgrund eines ärztlichen Rezepts. Logopädie zählt zu den anerkannten Heilmitteln und ist daher im

Leistungsumfang der Krankenversicherungen abzüglich der Zuzahlung durch den Patienten enthalten. Der Logopäde (und nicht der Arzt) entscheidet über die Anzahl der Sitzungen pro Woche (üblicherweise eine bis zwei Sitzungen). Jede Sitzung dauert 45 Minuten, wobei ein kleiner Teil der Arbeit auch zu Hause geleistet werden kann. Das Ziel besteht in der Förderung der Verwendung der noch erhaltenen Sprachfähigkeiten und in der allgemeinen Stimulation der Gesamtheit der kognitiven Funktionen, die mit der Kommunikation zu tun haben. Die Aufrechterhaltung der Kommunikation ermöglicht dem Kranken, sich immer noch in das Gesellschafts- und Familienleben integriert zu fühlen. Manche Patienten sind gegenüber dieser Art von Betreuung zurückhaltend, weil sie ihren Nutzen nicht einsehen, andere sind dagegen begeistert. Man sollte keine Rehabilitationsmaßnahme beginnen oder fortsetzen, die nicht die Zustimmung des Patienten erhält. Es ist hilfreich, dass die Familie regelmäßig einen Logopäden aufsucht, dessen Ratschläge sich als wertvoll erweisen können. Im Laufe der Entwicklung sollte der Logopäde die Rehabilitation reduzieren, wenn sie sich als zu schwierig gestaltet. Bei einem fortgeschrittenen Stadium der Sprachstörungen stellt der Logopäde ein Notizbuch oder ein Heft zur Kommunikation bereit, das den Austausch mit der Familie erleichtert. Dann kommt der Augenblick, in dem die Betreuung beendet werden muss, wenn sie sich bei einem Patienten, der zu schwere Krankheitserscheinungen zeigt, als unwirksam erweist.

Psychologen

Wir haben gesehen, dass bestimmte Psychologen, nämlich die Neuropsychologen, bei den Gedächtnissprechstunden zur Durchführung der Tests eingeschaltet werden. Sie tragen ebenfalls zur kognitiven Rehabilitation der Patienten bei und zwar entweder individuell oder in kleinen Gruppen. Die geringe Zahl von Neuropsychologen im Krankenhaus und das Fehlen einer Vergütung ihrer Tätigkeit in der Praxis außerhalb des Krankenhauses fördern die Entwicklung dieser Betreuung nicht gerade, deren Wirksamkeit langfristig jedoch auch nicht ausdrücklich bewiesen wurde. Die praktizierenden Psychologen gewährleisten ihrerseits die psychologische Unterstützung der Patienten und ihrer Umgebung. Sie arbeiten mit den Patienten in einem leichten oder gemäßigten Krankheitsstadium entweder individuell oder in Gesprächsgruppen, indem sie ihnen ermöglichen, ihre Beunruhigung, ihr Leiden und ihre Wünsche zu äußern. Diese Vorgehensweise erfordert natürlich, dass der Patient über ein Minimum an Ausdrucksmitteln verfügt.

Die Krankheit zermürbt die Betreuer

Gruppen zur Unterstützung von Betreuern verbreiten sich immer mehr, denn die Alzheimer-Krankheit zieht die ganze Familie in Mitleidenschaft. Zahlreiche Arbeiten haben in der Tat gezeigt, dass das Leben an der Seite einer Person, die an der Alzheimer-Krankheit leidet, eine schwere Prüfung, Quelle von Depressionen, Stress, Angst, körperlicher und psychologischer Verletzbarkeit ist. Die Betreuer brauchen ihre Energie auf, überschätzen ihre Möglichkeiten, entwickeln Wutgefühle gegenüber dem Patienten und Schuldgefühle gegenüber sich selbst. All dieses Leiden und diese Erschöpfung der Umgebung wirken sich unvermeidlich auf die Qualität der Betreuung des Patienten aus.

Die Unterstützung durch Psychologen ist daher unverzichtbar, um eine gute familiäre Atmosphäre aufrechtzuerhalten und auf diese Weise die Erschöpfung der Betreuer zu vermeiden.

Innerhalb einer Einrichtung spielen die Psychologen ebenfalls eine grundlegende Rolle bei der Betreuung von Familien, die durch den fortschreitenden Abbau ihres Angehörigen immer ratloser werden und bei der Unterstützung des Pflegepersonals im Hinblick auf die Anpassung an Kranke, die schwer zu betreuen sind.

Ergotherapeuten und Physiotherapeuten

Ergotherapeuten helfen den Familien dabei, die Umwelt der Patienten an ihre Schwierigkeiten anzupassen beziehungsweise dem Patienten Hilfsmöglichkeiten an die Hand zu geben, um ihm den

Alltag zu erleichtern. Häufig arbeiten sie in Krankenhäusern oder Pflegeeinrichtungen, um nach schwereren Eingriffen eine direkte Versorgung zu gewährleisten oder die Patienten vor Ort in den Einrichtungen zu unterstützen. Ambulante Praxen sind daher eher selten.

Wie alle Demenzerkrankungen wird die Alzheimer-Krankheit von Geh- und Gleichgewichtsstörungen begleitet, wogegen die Physiotherapeuten etwas tun können. Wenn der Patient Schwierigkeiten bei der Fortbewegung hat, werden sie aktiv, um das Gehen zu unterstützen, das Steifwerden der Gelenke zu vermeiden, der Familie dabei zu helfen, Stürze zu verhindern. Wenn der Patient nicht mehr gehen kann, besteht die Rolle der Physiotherapeuten darin, die Glieder und Gelenke zu mobilisieren sowie der Verkürzung der Sehnen entgegenzuwirken. Die Tätigkeiten der Physio- und Ergotherapeuten gelten als Heilmittel und werden auf Rezept verschrieben, sodass auf den Patienten lediglich die regulären Zuzahlungskosten entfallen.

LÄSST SICH DER ALZHEIMER-KRANKHEIT VORBEUGEN?

Kein Mittel verhindert auf unstrittige Weise die Erscheinung oder Entwicklung der Alzheimer-Krankheit. Trotzdem haben zahlreiche wissenschaftliche Arbeiten gezeigt, dass eine gesunde Ernährung und eine aktive und stimulierende Lebensweise mit einem geringeren Risiko des Auftretens dieser Krankheit verbunden sind.

Beherrschung der kardiovaskulären Risikofaktoren

Manche dieser Vorbeugungsmaßnahmen stammen aus dem medizinischen Bereich aufgrund der Bestimmung und Behandlung von kardiovaskulären Risikofaktoren, wie zum Beispiel arterieller Bluthochdruck, Diabetes, Cholesterin, Rauchen.

➪ ZIELE DER NICHT-PHARMAKOLOGISCHEN BETREUUNG

- Verbesserung, Betreuung, Verlangsamung kognitiver und verhaltensbezogener Störungen
- Dem Patienten wieder Vertrauen zu geben durch die Aufwertung seiner verbliebenen Fähigkeiten
- Antizipation und Verhütung des Auftretens von Verhaltensstörungen
- Hilfe für den Patienten, wenn er seine funktionelle Autonomie verliert
- Hilfe und Erleichterung für die helfenden Personen
- Verzögerung der Einweisung in eine Einrichtung

Diese Vorbeugung hilft nicht nur gegen kardiovaskuläre Krankheiten und vaskuläre Demenzen, sondern auch im Kampf gegen die Alzheimer-Krankheit.

Gesunde Ernährung

Andere Möglichkeiten ergeben sich aus einer gesunden Ernährung. So haben Untersuchungen ein geringeres Risiko für Alzheimer bei älteren Menschen festgestellt, die eine Nahrungsdiät befolgten, welche der so genannten Mittelmeerdiät (oder auch Kretadiät) nahe steht.

Diese Ernährungspraxis ist reich an Früchten und frischem Gemüse, Brot, Getreide, Fisch, Trockenfrüchten, Oliven- oder Rapsöl, mit umgekehrt nur geringen Mengen an rotem Fleisch und gesättigten Fettsäuren (wenig Milch und Butter, aber Frischkäse oder Joghurt). Die Kalorienzufuhr ist im Verhältnis zur ausgeübten körperlichen Tätigkeit gering, was ein geringeres Risiko für Fettleibigkeit zur Folge hat.

Ein mäßiger Konsum von Wein zu den Mahlzeiten wird ebenfalls empfohlen (insgesamt ein bis zwei Gläser am Tag). Schließlich sollte man nicht die wohltuende Rolle der Zeit und des Vergnügens unterschätzen, die man mit dem Essen einer echten Mahlzeit verbringt.

Aufrechterhaltung eines aktiven Lebensstils

Eine weitere Art der Vorbeugung ist die lebenslange Aufrechterhaltung eines kognitiv stimulierenden Lebensstils. Untersuchungen haben die wohltuenden Wirkungen eines guten sozialen Netzes, regelmäßiger körperlicher Aktivität (jeden Tag 30 Minuten gehen) und der Verfolgung intellektueller Freizeitbeschäftigungen gezeigt (Lesen, Reisen, Radio und Fernsehen, Gesellschaftsspiele, Computerspiele). Die Freizeitbeschäftigungen und anderen Tätigkeiten, die man das ganze Leben lang entwickelt hat, stärken somit bestimmte kognitive Fähigkeiten (Konzentration, Schnelligkeit ...) und regen zur Planung und zu Initiativen an (kognitive Reserven).

Was zählt, ist sowohl die Intensität als auch die Vielfalt der intellektuellen Tätigkeiten, die die Gehirnreserven und die kognitiven Reserven stärken. Das Auftreten der Alzheimer-Krankheit wird zwar sicherlich nicht verhindert, aber verzögert, denn die Anreicherung der synaptischen Verbindungen erhöht die Toleranz gegenüber degenerativen Schädigungen und schiebt die Schwelle der Krankheitsdiagnose auf.

GEHIRNRESERVEN UND KOGNITIVE RESERVEN

Die Gehirnreserven entsprechen der Menge der verfügbaren Nervenzellen und synaptischen Verbindungen. Die kognitiven Reserven sind ein Anpassungsprozess [neuronale Plastizität], der auf der Optimierung kognitiver Leistungen entweder durch die Rekrutierung anderer Gehirnregionen oder durch den Einsatz neuer oder alternativer intellektueller Strategien beruht. Daraus ergibt sich eine Steigerung der Anzahl von Verbindungen innerhalb der Gehirnsysteme, die an denjenigen kognitiven Funktionen beteiligt sind, welche durch neue Erfahrungen stimuliert werden.

DREI „VORBEUGENDE" MASSNAHMEN GEGEN DAS RISIKO EINER DEMENZERKRANKUNG:

- Beherrschung der kardiovaskulären Risikofaktoren
- Aufrechterhaltung eines geistig und körperlich aktiven Lebensstils
- Wahrung einer gesunden und ausgeglichenen Ernährung

Vorbeugende Behandlungsmaßnahmen?

Zahlreiche Medikamente wurden bei dem Versuch getestet, das Risiko des Auftretens der Alzheimer-Krankheit oder einer Demenz zu verringern. Diese Tests waren niemals beweiskräftig genug, um die systematische Verwendung der Medikamente zu rechtfertigen. So hat man beispielsweise entzündungshemmende Mittel, Medikamente für die Menopause, Wachstumsfaktoren für Nervenzellen und Antimetalle in Erwägung gezogen. Vitamin E, Omega-3-Fettsäuren und neurotrope Medikamente (Gingko biloba, Pirazetam) werden ebenfalls vorgeschlagen.

9 Leben im Alltag

FAMILIENBERATUNG

Das Alltagsleben mit einem Alzheimer-Patienten steckt voller Tücken. Wie die Krankheit bei einem Patienten verläuft, hängt von seiner Umgebung ab, die rasch und leidvoll eine Tätigkeit lernen muss, für die in keiner Familie irgendjemand ausgebildet ist.

Reaktionen der Hauptbetreuer

Mit Hauptbetreuer wird diejenige Person bezeichnet, die einen Patienten mit einer Alzheimer-Krankheit oder einer verwandten Erkrankung vorwiegend betreut.

In mehr als 50 % der Fälle ist der Hauptbetreuer der Ehegatte. Anschließend sind es die Kinder (Töchter oder Schwiegertöchter), dann Freunde oder Nachbarn. Diese Verantwortung ändert das Alltagsleben des Betreuers und setzt ihn zahlreichen psychologischen und affektiven Reaktionen aus, in denen sich Angst, Depression, Reizbarkeit oder gar Wut und Schuldgefühle vermischen. Diese Reaktionen sind natürlich und treten bei allen Betreuern auf.

Der Hauptbetreuer ist diejenige Person, die den Patienten betreut.

Die erste Abwehrreaktion besteht darin, die Krankheit zu leugnen, die zweite darin, sich gegen die Ungerechtigkeit der Situation aufzulehnen. Es kann sich eine gewisse Aggressivität gegenüber dem Rest der Familie entwickeln, die die Last der Betreuung und auch die wirklichen Schwierigkeiten des Patienten nicht immer versteht. Man sollte wissen, dass die Patienten gegenüber Dritten in der Tat fast „normal" erscheinen können, während sie ihre Schwierigkeiten zeigen, wenn sie mit dem Hauptbetreuer alleine sind, als ob sie in Gesellschaft unbewusst mehr Ressourcen mobilisierten.

Von der Überwachung zur Unterstützung

Der Betreuer muss den Patienten schrittweise bei Tätigkeiten ersetzen, die er nicht mehr selbst erledigen kann (Haushalt, Gartenarbeit, Mahlzeiten ...), dann in gefährlichen Situationen auf ihn aufpassen (Gas, Fortbewegung ...) und ihm schließlich bei grundlegenden Handgriffen des Alltagslebens helfen (Körperpflege, Anziehen, Hygiene, Mahlzeiten ...).

Dieser unmerkliche Einsatz verringert die Freizeit des Betreuers, der sich körperlich und psychisch umso mehr verausgabt, als die Verschlimmerung der Krankheit des Patienten von einem gesellschaftlichen Ausschluss begleitet wird. Die Kinder sind häufig gezwungen, ihre berufliche Tätigkeit umzustrukturieren, um besser verfügbar zu sein.

So bringt die Alzheimer-Krankheit zwei Leben durcheinander, das des Patienten und das des Hauptbetreuers. In einem gewissen Sinne ist der Hauptbetreuer das Zentrum der Betreuung und damit auch ihr empfindlichster Pfeiler. Wenn der Betreuer erschöpft ist, bricht der Patient zusammen.

Was tun?

Der Betreuer sollte sich schon informieren, um die Krankheit zu verstehen und einen Hilfeplan aufzustellen: Seine verschiedenen Gesprächspartner sind Ärzte, Arzthelfer, Sozialarbeiterinnen der

➯ EINIGE SCHLÜSSELIDEEN

- Wenn der Betreuer erschöpft ist, bricht der Patient zusammen.
- Wenn ein Patient eine bestimmte Tätigkeit nicht mehr ausführt, dann nicht deshalb, weil jemand anderes sie an seiner Stelle verrichtet, sondern weil er nicht mehr dazu in der Lage ist.
- Schroffe Veränderungen der Lebensgewohnheiten sind zu vermeiden.
- Tägliche Routinetätigkeiten wirken beruhigend auf den Patienten.
- Man sollte die Ruhe bewahren und vermeiden, wütend zu werden oder seine Gereiztheit auszudrücken: Die Patienten nehmen emotionale Reaktionen leichter wahr.
- Niemals grob einschreiten, sondern die Aufmerksamkeit ablenken.
- Man sollte Hintergrundgeräusche vermeiden und die Umwelt einfacher gestalten.
- Selbst in einem fortgeschrittenen Krankheitsstadium versteht der Patient manchmal, was um ihn herum gesagt wird.
- Zögern Sie nicht zu erklären, auch mehrmals, was Sie tun werden: Auch wenn der Patient nicht alles erfasst, wird er doch verstehen, dass es um ihn geht.
- Es ist nutzlos, einen Patienten zurechtzuweisen oder ihn davon zu überzeugen, dass er etwas Schlechtes getan hat, oder ihn systematisch zu korrigieren, wenn er einen Fehler gemacht hat.

Gemeinde- oder Stadtverwaltung oder vom Landkreis, Verwaltungsdienste und die ehrenamtlichen Alzheimer-Gesellschaften. Im Falle psychologischen Leidens sollte der Betreuer mit einer Gruppe zur Unterstützung der Familien oder mit einem praktizierenden Psychologen Kontakt aufnehmen.

Einsamkeit des Betreuers

Der Betreuer sollte nicht alleine bleiben. Er sollte seine Familie, seine Nachbarn und seine Freunde von der Diagnose in Kenntnis setzen, damit sie verstehen, was mit der Person vor sich geht, deren Verhalten immer unverständlicher wird. Viele Bekannte ertragen diese Situation leider nicht, und anstatt das soziale Netz enger zu knüpfen, muss man zugeben, dass die Mitteilung der Diagnose häufig die Wirkung einer Bombe hat, deren Explosionsdruck die Umgebung rasch zersprengt. Daher scheint es besser zu sein, einen Kern von zuverlässigen Bekannten zu bilden, als die Diagnose überall auszuposaunen.

Unerwartete Betreuer

Die Enkel sind scharfsichtig und verstehen schnell, dass ihre Großmutter oder ihr Großvater sich verändert haben. Man sollte ihnen die Krankheit in sehr einfachen und, wenn möglich, keine Angst erzeugenden Begriffen erklären. Niemals sollte man sie zwingen, ihren Großvater oder ihre Großmutter zu besuchen, die Entscheidung sollte unaufgefordert von ihnen getroffen werden.

Die Erfahrung zeigt Verhaltensweisen der Enkelkinder, die manchmal bewundernswert sind. Sie passen sich intuitiv dem seltsamen Verhalten des Patienten an oder ergreifen rührende Betreuungsstrategien. Manche helfen ihrem Großvater bei der Gartenarbeit oder spielen Ball mit ihm, andere ordnen Fotos mit ihrer Großmutter oder helfen ihr bei der Schneiderei.

WELCHE MASSNAHMEN SOLLTE MAN ERGREIFEN?

Was ist angesichts bestimmter Verhaltensstörungen zu tun?

Es ist wichtig, die Situationen zu bestimmen, die für das Auftreten von Verhaltensstörungen verantwortlich sind, um sie vorwegnehmen oder um sie durch geeignete Maßnahmen oder gar eine vorbeugende medikamentöse Behandlung verhindern zu können.

Tatsächlich ist es besser, der Ursache der psychischen und verhaltensbezogenen Störungen vorzubeugen oder sie zu behandeln, als die Symptome selbst zu behandeln, sobald sie aufgetreten sind. Zu beruhigen, ruhig zu bleiben, schroffe Gesten zu vermeiden, die Aufmerksamkeit abzulenken oder Ablenkungen zu schaffen sind einfache und wirksame Maßnahmen. Da die Verhaltensstörungen oft am Ende des Tages auftreten (Dämmerungsangst), ist es leicht, „vorbeugende" Maßnahmen zu ergreifen oder den Patienten zu beruhigen, indem man ihn an bestimmten Tätigkeiten beteiligt (Hilfe bei der Essenszubereitung ...).

Wenn der Patient alleine bleiben muss, während sein Ehegatte beispielsweise einkaufen geht, ist es besser, eine Beschäftigung für ihn zu finden, ohne ihn jedoch übermäßig zu stimulieren.

Bei aggressivem Verhalten sollte man einen Patienten, der sich nicht mehr im Bereich der Logik bewegt, nicht zur Vernunft bringen wollen. Man sollte ihn weder ruhig stellen noch ihn mit Gewalt zurückhalten, sondern ihn eher sanft beruhigen. Ebenso nutzlos ist der Versuch, einen Patienten zur Vernunft zu bringen, der bestimmte fixe Ideen oder Wahnvorstellungen hat. Man sollte nie grob einschreiten, sondern seine Aufmerksamkeit ablenken. Wenn ein Patient zu seinen Eltern zurückkehren will, ist es zum Beispiel illusorisch, ihn davon überzeugen zu wollen, dass diese gestorben sind. Wirksamer ist es, ihn über sie zu befragen und ihm dabei zu helfen, seine Erinnerungen an sie wachzurufen. Ebenso ist es besser, seine Aufmerksamkeit abzulenken und ihm zum Beispiel ein Abendessen vorzuschlagen oder ihn in sein Zimmer zu führen, um ihm beim Ankleiden zu helfen, anstatt gewaltsam aufzutreten, wenn der Patient gerade von zu Hause weglaufen will. Die Patienten ändern ihre Meinung häufig schon wenige Minuten später.

Das Capgras-Syndrom

Im Falle eines Capgras-Syndroms (bei dem der Ehegatte für einen Doppelgänger gehalten wird, der an seine Stelle getreten ist) führt es zu nichts, den Patienten von seinem Irrtum zu überzeugen:

Wenn man das Zimmer verlässt, um einige Augenblicke später wieder zurückzukehren, stellt man häufig fest, dass der Patient dieses Mal die Person richtig erkennt.

Halluzinationen

Eine Halluzination besteht in der Empfindung, etwas gesehen oder gehört zu haben, das nicht existiert. Die Halluzinationen der Alzheimer-Krankheit sind hauptsächlich visuell, sie treten eher in einem fortgeschrittenen Krankheitsstadium auf und werden manchmal von Medikamenten oder einer Stresssituation induziert (Krankenhausaufenthalt, Reise, Fieber). Die Patienten sind im Allgemeinen von der Wirklichkeit des Gesehenen überzeugt. Daher ist der Versuch illusorisch, sie vom Gegenteil zu überzeugen. Wenn die Halluzination nicht beängstigend ist, ist die beste Einstellung zu warten, bis sie vorübergeht. Im Falle von Halluzinationen, die für den Patienten stresshaft sind, sollte man ihn beruhigen oder seine Aufmerksamkeit ablenken. Wenn sie sich wiederholen, sollte man mit seinem Arzt sprechen.

Die Kommunikation

Man sollte mit dem Patienten immer langsam sprechen, indem man deutlich artikuliert und ihm das Gesicht zuwendet und zwar in einer beruhigenden und nicht geräuschvollen Atmosphäre. Jeder Satz sollte nur einen einzigen Gedanken ausdrücken und kurz sein (ein Verb, ein Subjekt, eine Satzergänzung) und Abschweifungen oder zu komplexe Anweisungen vermeiden. Der Inhalt sollte einfach und direkt sein mit einer Stimmlage, die sanft, bedächtig und beruhigend ist.

Der Patient braucht länger, um seine Wörter zu finden und seine Antwort auszudrücken: Es ist besser, ihn nicht zu unterbrechen und nicht an seiner Stelle zu sprechen; schließlich ist es ungeschickt, ihn bei einem Fehler systematisch zu wiederholen.

Die Patienten verlieren manchmal bei bestimmten Wörtern oder angesichts einer bestimmten Entscheidung die Fassung: Anstatt ihm zu sagen „Willst du etwas trinken?“ oder „Willst du Tee oder Kaffee?“ ist es besser, ihn zu fragen „Willst du Tee?“ und ihm dabei eine Teekanne oder einen Teebeutel zu zeigen und dann, im Falle einer negativen Antwort, zu einer anderen Getränkeoption überzugehen.

Auch wenn die geäußerte oder verstandene Wortsprache weniger wird, so bleibt doch die Gestensprache länger erhalten: Die Umgebung sollte ihre Worte durch Gesten unterstreichen, die die Aufmerksamkeit auf sich ziehen (ihn am Arm zu berühren, wenn man mit ihm spricht), die zu unternehmende Handlung erklären und Vertrauen einflößen.

Sich den Sprachstörungen stellen

Wenn die Rede des Patienten zusammenhanglos wird, kann man ihm nacheinander verschiedene Antworten vorschlagen, um ihm bei der Angabe dessen zu helfen, was er wünscht. Fotos oder ein Verständigungsheft, das vom Logopäden erstellt wird, gestatten einem in seiner Ausdrucksfähigkeit sehr behinderten Patienten das zu bezeichnen, was er wünscht. Es hat keinen Sinn, ihn anzuhalten, sich um seine Schrift und Rechtschreibung zu bemühen.

Selbst in einem fortgeschrittenen Krankheitsstadium muss man mit dem, was man in Gegenwart des Patienten sagt, immer vorsichtig sein, denn er kann einige Bruchstücke von dem, was man in seiner Gegenwart sagt, verstehen (oder falsch interpretieren). Da der Patient die Sprache der Wörter und der Ideen immer weniger versteht, achtet er umso mehr auf den Ton der Stimme, auf die Gesten und auf die Mimik seiner Umgebung. Es ist daher unbedingt notwendig, auf alle diese Aspekte zu achten, die man bei der gewöhnlichen Kommunikation zwischen gesunden Personen oft vernachlässigt.

Körperpflege und Ankleiden

Bei dieser Krankheit, bei der das Gedächtnis für alltägliche Dinge verblasst, beweist die Erfahrung, dass die Patienten von einem regelmäßigen Ablauf stereotyper Tätigkeiten beruhigt werden. Zu

> Im Falle eines starken Widerstands des Patienten können Körperpflege und Ankleiden in ein Spiel verwandelt werden.

Beginn ihrer Krankheit wissen die Patienten sehr wohl, wie sie ihre Toilette machen und sich anziehen sollen, aber sie müssen dazu angehalten werden. Anschließend wird die Ausführung dieser Tätigkeiten langsamer, um schließlich zu einer Quelle von Irrtümern und Gefahren zu werden.

Es ist nicht nötig, jeden Tag einen Hilfsdienst oder eine Betreuungskraft kommen zu lassen. Wenn sie einmal pro Woche für eine Dusche und eine Ganzkörperpflege mit grundlegenden Hygienemaßnahmen kommt, genügt das meistens, wobei der Ehegatte sich um die anderen Tage kümmern kann. Dadurch wird dem Patienten ermöglicht, sich allmählich an das Kommen einer unbekannten Person zu gewöhnen. Wenn sich der Patient widersetzt, ist es möglich, die Körperpflege in eine Art Spiel zu verwandeln. Die richtige Temperatur des Wassers und des Zimmers, ein gedämpftes Licht oder gar eine Hintergrundmusik werden den Patienten beruhigen. Wenn er sich weiterhin widersetzt, muss man eine Weile unterbrechen, den Patienten ablenken und dann einen neuen Versuch starten.

Mit fortschreitender Krankheit wird man die Zahl der Besuche des Hilfsdienstes erhöhen, deren Einsatz täglich stattfinden kann. Die Betreuungskräfte eines Pflegedienstes kümmern sich manchmal um die Körperpflege und das Ankleiden. Es ist wichtig zu vermeiden, dass der Betreuer zu viele festgelegte Betreuungsmaßnahmen übernimmt, wodurch die Erinnerung des Patienten an diese getrübt wird (Körperpflege, Hygiene ...).

In einem leichten Krankheitsstadium zieht sich der Kranke zwar richtig an, aber er kann sich bei der Auswahl der Kleidungsstücke irren, indem er beispielsweise keine warmen Kleider anzieht, wenn es kalt ist. Erst später vergisst er die Handgriffe des Ankleidens. Im Allgemeinen sollte man leicht in die Kleider hineinschlüpfen können, sie sollten bequem sein und vorzugsweise Reiß- oder Klettverschlüsse haben. Da die Patienten es manchmal ablehnen, die Kleider zu wechseln, genügt es, einige gleiche Kleidungsstücke anzuschaffen, die abwechselndes Waschen gestatten.

Die Mahlzeiten

Unterernährung und Wasserverlust wirken sich direkt auf die Alzheimer-Krankheit aus. Man sollte auf eine ausgewogene Ernährung mit einfachen, aber abwechslungsreichen Speisen achten, die dem Geschmack des Patienten entsprechen. Die Mahlzeit sollte immer zur selben Zeit eingenommen werden, und zwar ohne störende Hintergrundgeräusche (Radio, Fernsehen). Manchmal, vor allem bei einer frontotemporalen Demenz, entwickeln die Patienten eine übermäßige Vorliebe für Süßigkeiten, auf die man achten muss. Ein alleine lebender Patient ist der Gefahr sowohl einer quantitativen Unterernährung (Vergessen von Mahlzeiten; Schwierigkeit, eine Speise zuzubereiten) als auch einer qualitativen (Mangel an Vielfalt und verdorbene Nahrungsmittel) ausgesetzt. Man sollte seinen Kühlschrank überprüfen, Mahlzeiten liefern lassen und ihn zu den Essenszeiten anrufen. Idealerweise sollte der Patient jeden Monat auf derselben Waage gewogen werden.

Einnahme der Medikamente

Die Alzheimer-Krankheit führt zum Vergessen (woraus sich die Wirkungslosigkeit der verschriebenen Medikamente ergibt) oder zu Dosierungsfehlern aufgrund mangelnden Urteilsvermögens oder weil der Patient vergisst, dass er das Medikament schon eingenommen hat (woraus sich Überdosierungen oder Wechselwirkungen zwischen den Medikamenten ergeben). Wenn sie in zu großen Dosen eingenommen werden, sind die meisten Medikamente gefährlich.

Von den ersten Stadien der Erkrankung an muss die Einnahme der Medikamente unbedingt von der Umgebung oder einer Krankenschwester kontrolliert werden. Der Betreuer kann mit dem Patienten (der sich auf diese Weise beteiligt fühlen wird) einen Tablettendosierer für die Woche füllen und anschließend diskret die tägliche Einnahme des Medikaments überwachen, indem er taktvoll einschreitet, wenn der Patient einmal vergisst, das Medikament einzunehmen. Ein Nachbar kann ebenfalls vorbeischauen, um die Einnahme zu überprüfen, oder die Familie kann zum gegebenen Zeitpunkt anrufen, um den Patienten daran zu erinnern, dass er sein Medikament nehmen soll.

In einem fortgeschrittenen Stadium weigern sich Patienten manchmal, ihre Medikamente einzunehmen. Das Zerdrücken der Tabletten oder Öffnen der Kapseln reduziert ihre Wirksamkeit teilweise: Der Arzt oder Apotheker kann daher auf andere, trinkbare oder schmelzbare Formen umstellen. Ebenfalls nützlich ist eine Überprüfung, ob bestimmte Medikamente wirklich notwendig sind.

Der Schlaf

Auch wenn sich mit dem Alter der Schlaf auf natürliche Weise um etwa zwei Stunden verkürzt, brauchen doch sehr alte Menschen (über 85 Jahre) oft mehr Schlaf. Diese physiologischen Rhythmen muss man respektieren. Schlafstörungen und insbesondere die Umkehrung von Schlaf- und Wachphasen treten jedoch bei der Alzheimer-Krankheit immer wieder auf. Dabei ist alles möglich: Manche Patienten schlafen tagsüber zuviel, andere schlafen erst spät ein oder wachen mehrmals in der Nacht auf oder erwachen zu früh am Morgen, andere wiederum verbinden die Schläfrigkeit am Tag mit der Schlaflosigkeit in der Nacht. Diese Veränderungen wirken sich auf den Hauptbetreuer aus, der dadurch seine unbedingt notwendigen Erholungsphasen verliert.

Es ist wichtig, die Faktoren zu analysieren, die die Schlafstörungen begünstigen und diesen Punkt mit dem Arzt des Patienten zu erörtern. Dabei sollte man wissen, dass Schlafmittel nicht die beste Lösung sind. Die medikamentöse Behandlung der Umkehrung des Schlaf-Wach-Rhythmus ist tatsächlich schwierig, weil man nur schwer die ideale (und unrealistische) Kombination von Medikamenten findet, die einerseits das Schlafen tagsüber verhindern und andererseits den Schlaf in der Nacht fördern! Gegen eine Schlaflosigkeit, die auf Angst zurückgeht, kann man kleine Dosen von Beruhigungsmitteln am Abend verwenden, um den Patienten vor dem Zubettgehen zu beruhigen. Im Rahmen des Möglichen sollte man nur gelegentlich ein Schlafmittel verabreichen. Manchmal wirkt der althergebrachte Kräutertee und ist daher vorzuziehen.

Den Rhythmus respektieren

Man sollte nicht um jeden Preis einen Rhythmus durchsetzen wollen, der in den meisten Fällen der Rhythmus der Umgebung und nicht der des Patienten ist: Wenn der Patient immer „ein Frühaufsteher" war, hat es keinen Sinn, eine 75 Jahre alte natürliche Disposition umkehren zu wollen. Im Übrigen ist es nicht erstaunlich, dass ein 80-jähriger Patient, der um 20 Uhr zu Bett geht, um zwei Uhr morgens aufstehen will und zu Recht denkt, dass seine Nacht nach sechs Stunden Schlaf vorbei ist! Indem man sein Zubettgehen allmählich um eine oder zwei Stunden verzögert, ist es möglich, seinen Rhythmus zu verschieben.

Man sollte auch einen zu langen Mittagsschlaf vermeiden, anregende Getränke (Kaffee oder Tee) am späten Nachmittag weglassen, das Fernsehen unmittelbar vor dem Zubettgehen reduzieren, Stresssituationen oder zu laute Umgebungen einschränken. Ausreichende Leibesübungen am Tag führen zu einer natürlichen Müdigkeit, die für das Einschlafen günstig ist. Das Schlafzimmer sollte nur zum Schlafen genutzt werden.

Es ist völlig normal, dass ein Patient, der Schwierigkeiten mit dem Wasserlassen hat (zum Beispiel Prostataprobleme), in der Nacht mehrmals aufsteht. Es ist nicht sinnvoll, ihn zum Schlafen zu zwingen: Das Verschreiben eines Schlafmittels wird ihn verwirren, wenn er aufsteht, und das Risiko für einen Sturz wird größer.

Manche Patienten stehen sehr spät auf, andere sehr früh, frühstücken dann und legen sich bis elf Uhr nochmal schlafen: In beiden Fällen sollte man diese Gelegenheit ausnutzen, um in aller Ruhe einkaufen zu gehen, anstatt sich über etwas aufzuregen, was eben keine „Faulheit“ ist.

In der Nacht sollte man die Eingangstüren verschließen (und die Schlüssel verstecken), die Tür zur Toilette offen lassen, Nachtlichter oder kleine Lampen anlassen und die Fortbewegung sicherer gestalten.

Inkontinenz

Urin- und Kotinkontinenz bestehen im unwillkürlichen Verlust von Urin oder Feststoffen. Ab einem fortgeschrittenen Krankheitsstadium sind sie unvermeidlich. Bei einer Urininkontinenz muss man zuerst eine Infektion der Harnwege oder eine Erkrankung der Prostata ausschließen. Urologen und manche Neurologen sind auf die Betreuung von Urinproblemen spezialisiert. Ein unangebrachter Abgang von Urin kann auf ganz einfache Ursachen zurückgehen: Der Patient schafft es nicht zu äußern, dass er Wasser lassen muss, weiß nicht mehr, wo die Toilette ist, zieht sich nicht mehr schnell genug aus, kann sich nicht mehr auf das WC-Becken setzen. Man sollte auf bestimmte Gesten achten, die einen Hinweis geben, wie zum Beispiel unerwartet aufzustehen oder an seinen Kleidern zu ziehen (Kleid oder Hose). Die Einschränkung des Trinkens ist eine gefährliche Lösung, die den Wasserverlust, Infektionen der Harnwege und die Verstopfung begünstigt; dagegen ist es hilfreich, zwei Stunden vor dem Schlafengehen entweder gar nichts mehr oder weniger zu trinken.

Windeln und Toilettengarnituren sind teuer, werden oft als demütigend empfunden, unterstützen die Inkontinenz und verur-

Mit fortschreitender Entwicklung der Krankheit wird die Inkontinenz unvermeidbar.

sachen Hautreizungen. Man kann sie punktuell einsetzen: Ausschließlich in der Nacht oder auf Reisen (während der Fahrt oder in einem fremden Zimmer). Im schweren Krankheitsstadium ist ihre Verwendung geboten.

DIE EINRICHTUNG DER WOHNUNG

Die allgemeine Atmosphäre

Die Einrichtung der Wohnung gibt dem Patienten ein Gefühl von Sicherheit und passt ihn besser an seine Schwierigkeiten an. Die Umgebung sollte sicherer gestaltet werden, indem man zerbrechlichen Nippes und gefährliche Gegenstände (Reinigungsmittel, Streichhölzer, Medikamente, Werkzeug, giftige Pflanzen ...) wegnimmt oder außer Reichweite bringt.

Schubladen sollte man abschließen und die Schlüssel an einem unzugänglichen Ort aufbewahren.

Hintergrundgeräusche (Elektrogeräte, Radio und Fernsehen, Schreie der Enkelkinder ...), die die Konzentration der Patienten verringern und sie schneller reizbar werden lassen, sollten reduziert werden.

Um die Patienten bei ihrer zeitlichen Orientierung zu unterstützen, kann man Uhren oder einen großformatigen Kalender aufstellen. Anstatt zehn Mal am Tag auf die Frage zu antworten „Welcher Tag ist heute?", kann es sinnvoll sein, beim Patienten das reflexartige Verhalten zu erzeugen, in die Küche zu gehen und auf dem Kalender nachzusehen. Dabei sollte es sich möglichst um einen Kalender handeln, dessen Blätter man täglich abreißen kann.

Die Fortbewegung erleichtern, um Stürze zu vermeiden

Stürze und das damit verbundene Risiko von Knochenbrüchen stellen einen Hauptfaktor für die Verschlimmerung des Zustands eines Patienten oder sogar für seinen Tod dar. Der Lebensraum sollte von überflüssigen Gegenständen befreit und vereinfacht werden, indem man elektrische Kabel versteckt und Teppiche sowie überflüssige oder gefährliche Möbelstücke entfernt, vor allem, wenn die Flure schmal oder die Zimmer klein sind. Im Rahmen des Möglichen sollten Treppen, Absätze und Höhenunterschiede vermieden werden. Geländer oder Balken zum Aufstützen sollten nach Bedarf installiert werden. Auf jeden Fall sollten die Stellen mit erhöhtem Sturzrisiko gut ausgeleuchtet oder der Zugang zu ihnen verhindert werden.

Um den Patienten bei ihrer Orientierung zu helfen, kann man Hinweisschilder (mit einem Namen oder einem Piktogramm) auf den Türen der wichtigsten Zimmer anbringen. In der Nacht ist es sinnvoll, die Toilettentür offen und die Lichter eingeschaltet zu lassen, und zwar sowohl das Toilettenlicht als auch die Lichter des Flurs, die zur Toilette führen. Es ist möglich, dass die Patienten die Lichtschalter nicht finden können.

Die Küche

Gasbrenner sollte man ziemlich schnell entfernen und sie durch Induktionsplatten ersetzen, die im Unterschied zu elektrischen Platten kein Verbrennungsrisiko bergen. Wenn man sie schon zu Beginn der Krankheit ersetzt, ist es für den Patienten leichter, deren Funktion zu lernen. Der Mikrowellenherd ist weniger gefährlich als ein herkömmlicher Herd. Bei einer Person, die alleine lebt, sollte der Kühlschrank inspiziert werden, damit man verdorbene Nahrungsmittel wegwerfen und auf die Vielfalt der Nahrungsmittel achten kann.

Das Badezimmer

Eine Dusche (mit einem Sitz) ist gegenüber einer Badewanne, bei der die Gefahr auszurutschen größer ist, vorzuziehen. Ein Spezialsitz kann das Einsteigen in die Badewanne erleichtern. Haltegriffe und rutschfeste Matten sollten angebracht werden sowie Mischbatterien, die die Programmierung der Wassertemperatur gestatten.

Das Schlafzimmer

Das Schlafzimmer sollte ausschließlich zum Schlafen bestimmt sein und so wenig Möbel wie möglich enthalten. Ein niedriges Bett ist weniger gefährlich als ein hohes. In einem fortgeschrittenen Krankheitsstadium erleichtert ein medizinisches Bett das Liegen. Bettvorleger und Teppiche sind ein Sturzfaktor bei Patienten mit unstabilem Gleichgewicht. Nur einige unbedingt notwendige und an die Jahreszeit angepasste Kleider sollten (abwechselnd) in den Kleiderschrank eingeräumt werden.

WIE SOLL MAN DEN PATIENTEN BESCHÄFTIGEN?

Die Beschäftigung eines Patienten führt zu seiner Entspannung und Anregung, wodurch Angst, Aggressivität und das Weglaufen vermindert werden. Die Schaffung von Routinegewohnheiten strukturiert seinen Tagesablauf. Man kann ihn an Haushaltsaufgaben beteiligen und ihn seine liebsten Freizeittätigkeiten machen lassen. Bei den ersten Anzeichen von Ermüdung oder Gereiztheit sollte man alles unterbrechen und mehrere kurze Phasen von 15 bis 30 Minuten bevorzugen. Am Ende der Tätigkeit und unabhängig von ihrem Ergebnis sollte man den Patienten loben oder seine Beteiligung wertschätzen. In allen Fällen kann man dem Patienten das Tagesprogramm erläutern. Es hat keinen Sinn, mit ihm darüber schon einige Tage vorher zu sprechen, denn entweder wird er es vergessen oder er wird davon überzeugt sein, dass die Tätigkeit am gegenwärtigen Tag stattfinden wird, was dann für eine Aufregung seinerseits verantwortlich sein wird, wenn er sieht, dass nichts geschieht.

Haushaltstätigkeiten

Viele Patienten fegen, staubsaugen, machen ihr Bett, decken den Tisch und räumen ihn ab, spülen Geschirr, schälen Gemüse. Gewiss tun sie das nach ihrem eigenen Rhythmus und mit unterschiedlicher Effizienz, aber auf diese Weise fühlen sie sich in den Tagesablauf integriert. Diese einfachen Haushaltstätigkeiten stärken ihr Selbstvertrauen und tragen dazu bei, die Erinnerung an diese alltäglichen, vertrauten Handgriffe aufrechtzuerhalten. Man sollte unzerbrechliches Geschirr verwenden, zerbrechlichen Nippes entfernen, den Patienten daran hindern, Elektroküchengeräte zu gebrauchen und natürlich immer in seiner Nähe oder nicht weit von ihm entfernt sein. Die Anweisungen sollten einfach sein und die Tätigkeiten in kurze Abschnitte unterteilt werden.

Freizeitaktivitäten

Die bevorzugten Freizeitaktivitäten einer Person bleiben dieselben, wenn sie krank ist, zumal die Erinnerung an weiter zurückliegende Ereignisse bei der Alzheimer-Krankheit noch lange intakt ist. Viele Patienten spielen daher auch weiterhin mit Vergnügen Karten oder Scrabble®, machen Kreuzworträtsel, widmen sich der Gartenarbeit, lesen und sehen fern oder machen sogar Computerspiele. Allerdings haben die Patienten mit einem Verlust der Initiative und mit Konzentrationsschwierigkeiten zu kämpfen, die den regelrechten Vollzug dieser Aktivitäten behindern. Auch wenn die Tüchtigkeit bei Spielen nachlässt und wenn der Inhalt von Zeitschriften oder Filmen schnell in Vergessenheit gerät, hält das Vergnügen doch an. Außerdem sind die Patienten manchmal froh darüber, Bücher oder Filme, die sie früher geschätzt haben und an die sie sich noch erinnern, erneut zu lesen oder anzuschauen.

Neue Freizeitaktivitäten (Stricken, Malen, Blumen binden, Scherenschnitte oder Collagen machen) können vorgeschlagen werden, wobei man darauf achten sollte, dass man den Patienten nicht wie ein Kleinkind behandelt. Die Instandhaltung eines Gartens oder von Zimmerpflanzen bietet Möglichkeiten für Routineaktivitäten.

Das Fernsehen sollte nicht als billiges Mittel zur „Beschäftigung" des Patienten eingesetzt werden. Er könnte durch gewalttätige Fernsehserien oder durch Sendungen mit einer zu schnellen

➪ DIE KATZE DES PATIENTEN SOLLTE VON DER PFLEGEVERSICHERUNG BEZAHLT WERDEN

Ein Hund oder eine Katze sind Gefährten, die den Patienten helfen, ihren Tagesablauf zu strukturieren. Die Gegenwart ihres Begleittieres besänftigt sie, und die Interaktion mit dem Tier gestattet ihnen, mit der Wirklichkeit verbunden zu bleiben. Die Tiere sind sich oft der Behinderung ihres Besitzers bewusst.

Die Katze einer meiner Patientinnen (die sich schon in einem fortgeschrittenen Stadium befindet), schläft auf ihrem Bett, und wenn es ihr weniger gut geht, schläft sie auf ihrem Kopfkissen: Wenn ihre Tochter morgens ins Zimmer kommt, weiß sie sofort, ob ihre Mutter in guter Verfassung ist oder nicht.

Wenn er seinen Hund spazieren führt, wird einer meiner Patienten in Wirklichkeit von ihm „geleitet" und zum Haus zurückgeführt.

Manchmal geschieht es, dass ein Patient sich mehr um sein vertrautes Haustier kümmert als um sich selbst (Hygiene, Mahlzeiten ...): Diese Tätigkeit wertet zwar den Patienten auf, aber Vorsicht, möglicherweise wird die Katze 15-mal am Tag gefüttert!

Abfolge von Bildern verwirrt werden. Man sollte ruhige Programme aussuchen und Kassetten oder DVDs bevorzugen, die anhand seiner zentralen Interessen sorgfältig ausgewählt wurden.

Seine persönliche Vergangenheit pflegen

Die Erinnerung an weit zurückliegende persönliche Ereignisse hält lange an. Man kann sie durch den Besuch von Freunden und das wiederholte Anschauen von Fotoalben und Urlaubsfilmen anregen oder indem man sich mit dem Patienten zusammen mit seinem liebsten Nippes beschäftigt, seine Lieblingslieder anhört oder vertraute Orte besucht. Wenn die Religion eine wichtige Rolle gespielt hat, sollte man die kultischen Tätigkeiten in der Kirche, im Tempel, in der Synagoge, in der Moschee fortsetzen. Diese religiöse Praxis kann auch zu Hause vollzogen werden (Gebete, Fernsehsendungen …).

Spaziergänge

Zu Fuß zu gehen ist sowohl in körperlicher als auch in psychologischer Hinsicht unentbehrlich. Diese ganz einfache Tätigkeit ermüdet den Patienten auf natürliche Weise, der dann leichter einschlafen wird. Spaziergänge sind nachmittags leichter als am Morgen, der schon gut ausgefüllt ist, zu unternehmen. Auf einem Spaziergang kann man die Aufmerksamkeit des Patienten auf die visuelle, auditorische und olfaktorische Umwelt lenken. Wenn der Patient gern in Geschäfte geht, sollte man Einkaufszentren oder Fußgängerzonen gegenüber Straßen vorziehen, deren schmale Bürgersteige Quelle von Gedränge und Gefahren (Fahrräder, Inline-Skates) sind. Die Begleitperson kann ein Freund, ein Nachbar, ein Verwandter oder eine Betreuungsassistentin sein.

EINIGE BESONDERE SITUATIONEN

Sollte man das Autofahren verbieten?

Die kognitiven und verhaltensbezogenen Störungen der meisten Demenzerkrankungen wirken sich potenziell negativ auf das Autofahren aus und mehrere Studien haben gezeigt, dass die von der Alzheimer-Krankheit betroffenen Patienten im Vergleich zu anderen Personen desselben Alters ein erhöhtes Unfallrisiko aufweisen.

Viele Patienten hatten vor oder nach der Alzheimer-Diagnose tatsächlich einen Unfall. Die Alzheimer-Krankheit erhöht das Unfallrisiko um das Fünffache und die Hälfte der Patienten hatte mindestens einen Unfall, bevor sie mit dem Autofahren aufhörten.

Auch wenn die lange eingeübten Automatismen der Bewegungen beim Fahren eine gewisse Zeit erhalten bleiben (prozedurales

Das Risiko beruht nicht auf dem Verlust der für das Autofahren nötigen Bewegungen, sondern auf einer unangepassten Reaktion in unerwarteten Situationen.

Gedächtnis), ergeben sich doch sowohl für den Patienten als auch für die Anderen beträchtliche Risiken bei unerwarteten Situationen, die eine schnelle Reaktion oder unvorbereitete Handlung erfordern, die der Gefahrensituation angepasst ist. Diese Unfallrisiken beruhen auf dem Schwinden der Aufmerksamkeitsfähigkeit, der räumlich-visuellen Fähigkeiten, des Urteilsvermögens und der Anpassungsfähigkeit.

Mit keinem Test lässt sich sicher feststellen, ab wann ein Patient ein bedeutendes Risiko eingeht, aus diesem Grund wird sich der Arzt immer auf den Standpunkt der absoluten Sicherheit stellen, dem Patienten schon sehr früh vom Autofahren abraten und seine Umgebung über die Risiken informieren, denen er sich aussetzt. Es ist dem Arzt allerdings nicht gestattet, die Verwaltungs- und richterlichen Behörden zu benachrichtigen.

Der geringste Fehler sollte unmittelbar zu einem Abbruch des Autofahrens führen. Diese Entscheidung ist immer eine Quelle von Konflikten: Der Familie gelingt es nicht, einen Patienten zu überzeugen, der sich sicher ist, dass er keinerlei Risiko darstellt und nur schwer akzeptieren kann, dass er nicht mehr fahren soll („Ich verliere meine Freiheit!"). Willkürliche Maßnahmen, wie zum Beispiel die Autoschlüssel zu entziehen oder die Batterie auszubauen, sind gegenüber einem noch erfinderischen Patienten, der einen Mechaniker anrufen oder sogar ein anderes Auto kaufen kann, wenig erfolgreich. Stattdessen sollte man den Patienten schrittweise davon überzeugen, Ausfahrten nur in Begleitung seines Ehegatten und ausschließlich auf kurzen, vertrauten Strecken zu machen, auf sein Alter hinweisen, Ersatzlösungen finden, wenn das Ehepaar weit weg von Geschäften wohnt. In Extremfällen kann die Familie (und nicht der Arzt) sich direkt an die Führerscheinstelle

AUTOFAHREN: AB WANN SOLLTE MAN SICH SORGEN MACHEN?

- Unangepasste Geschwindigkeit
- Zu große Reaktionsverzögerung in einer unerwarteten Situation
- Fehler: Fahren auf dem falschen Fahrstreifen, unangemessenes oder falsches Parken
- Fehlen der Vorwegnahme gefährlicher Situationen: Kreuzungen, Kurven, Überholmanöver, Ausfahrten
- Falsche Verwendung des Blinkers oder Verwechslung der Pedale
- zu häufige Unfälle oder andere Ereignisse (Schrammen)
- Häufiges Sich-Verirren auf vertrauten Wegen

des Gemeinde- oder Landratsamts wenden, die den Patienten einbestellen wird, um ihm seinen Führerschein abzunehmen.

Wenn bei einem Mesulamsyndrom das Demenzstadium längere Zeit nicht auftritt, können die Patienten auch länger Auto fahren, und zwar ohne ihren Wagen Gefahren auszusetzen. Es ist sinnvoll, vom Arzt ein Attest zu verlangen, das die Eigenart der Sprachstörung genau beschreibt, damit ein Polizist, der den Patienten anhält, nicht von seinen Schwierigkeiten, sich auszudrücken, überrascht wird. Auch hier sollte das Autofahren beim geringsten Fehler abgebrochen werden.

Sollte man dem Patienten schlechte Nachrichten mitteilen?

Auch wenn es nicht notwendig ist, den Tod eines entfernten und nur selten gesehenen Verwandten zu verkünden, ist es doch unerlässlich (außer in fortgeschrittenen Stadien), den Patienten vom Tod von Verwandten zu informieren, die er häufig sieht, oder ihm zu erklären, warum er eine vertraute Person, die sich zum Beispiel im Krankenhaus befindet, nicht mehr sieht. Die Patienten reagieren in der Tat genauso empfindlich auf die Abwesenheit eines Menschen, den sie regelmäßig gesehen haben, wie auf das Unausgesprochene, das sich vor ihren Augen vollzieht und das sie praktisch jeden Tag erleben. Die Ankündigung einer schlechten Nachricht, wie zum Beispiel ein Todesfall, wird vom Patienten oft nicht als schlimmer empfunden als der unangenehme Eindruck, dass man ihm etwas verheimlicht. Gelegentlich interferiert das Gedächtnis mit ihren Reaktionen. So vergessen manche Patienten, dass der Ehegatte, mit dem sie lebten, verstorben ist, und suchen ständig nach ihm.

Was sollte man bei Festen und Familientreffen tun?

Ein Patient kann an den Familienfesten, einschließlich Weihnachten oder einer Hochzeit, teilnehmen, wenn man nur bestimmte Vorsichtsmaßnahmen trifft. Der umgebende Lärm (die Kinder, die mit ihren Geschenken spielen, der schallende Fernsehapparat im Hintergrund, dröhnende Musik) wird immer eine Quelle der Ermüdung oder Aufregung sein. Dasselbe gilt für die Unruhe um den Patienten herum. In all diesen Situationen ist es möglich, dem Patienten vorbeugend eine Stunde vor dem Beginn der Feier eine leichte Dosis seines gewöhnlichen Beruhigungsmittels zu geben. Bei diesen Versammlungen wird der Patient dazu neigen, sich zurückzuziehen und nicht zu sprechen, weil er den gleichzeitigen Unterhaltungen nicht folgen kann, die außerdem immer zu schnell sind. Um ihm das Gefühl des Ausgeschlossenseins zu nehmen, ist es sinnvoll, dass bestimmte Familienmitglieder sich abwechseln, um sich mit ihm an einem ruhigen Ort zu unterhalten. Bei einer Hochzeit sollte man ein abgeschiedenes Zimmer vorsehen, in das er sich recht bald zurückziehen kann.

Kann er seine Freizeitaktivitäten fortsetzen?

Viele Patienten praktizieren auch weiterhin ihre bevorzugten Freizeitaktivitäten. Natürlich muss man bestimmte Risikosportarten verbieten oder sie unter sicheren und weniger ermüdenden Umständen praktizieren: Radfahren auf einem abgesonderten Weg, Spazierengehen auf unkompliziertem Gelände, kürzere Tennispartien.

Scrabble®, Kartenspiele, Kreuzworträtsel…

Da die Erinnerung der Patienten an weit zurückliegende Ereignisse lange erhalten bleibt, ist es ihnen möglich, auch weiterhin bestimmte Freizeitaktivitäten, wie zum Beispiel Scrabble®, Kartenspiele, Kreuzworträtsel und Computerspiele zu verfolgen. Die Patienten spielen weiterhin Karten, wobei manche keinerlei Leistungseinbußen erleiden (ein Patient mit einer leichten Form der Alzheimer-Krankheit kann spielen, sich die Farbe merken und schließlich das Kartenspiel gewinnen), während andere dank der Duldsamkeit ihrer gewöhnlichen Partner spielen können, die die etwas euphorischen Bemerkungen des Patienten akzeptieren. Was das Lesen angeht, so wirft die Gedächtnisstörung ein ernsthaftes Problem für das Behalten des Inhalts eines Buchs auf. Daher sollte man das Lesen von Nachrichten, Zeitschriften oder Zeitungen bevorzugen. Das erneute Lesen von Büchern, die der Patient früher geschätzt hat, ist ein gutes Mittel, um das unmittelbare Vergessen beim Lesen eines Werkes aus jüngerer Zeit auszugleichen. Das Fernsehen ist ein Ablenkungsmittel, das von Familien häufig eingesetzt wird, um die Patienten zu beschäftigen: Natürlich stellen die Gedächtnis- und Verständnisstörungen eine Behinderung dar. Dennoch sollte man den Patienten nicht zu lange vor dem kleinen Bildschirm sitzen lassen, der vielleicht Quelle von Ermüdung und Aufregung sein kann, denn manche Sendungen sind häufig zu hektisch (Schnelligkeit der Antworten und Bilder), und in manchen Fernsehserien häuft sich übermäßige Gewalt.

Im Falle des Weglaufens

Ausreißversuche finden bei Patienten mit Alzheimer oder einem verwandten Syndrom häufig statt. Bei diesen Krankheiten geschieht das Weglaufen zwar immer unwillkürlich, hat aber im Denken des Patienten einen bestimmten Sinn. Dieses Weglaufen kann durch verschiedene Mechanismen erklärt werden: Der natürliche Wunsch, seine früheren Tätigkeiten fortzuführen, eine Phase der Verwirrung oder von Halluzinationen, eine Wut- oder Panikattacke, die Beunruhigung, die mit dem Nichterkennen seiner Umgebung oder der Wohnung verbunden ist. Die Tür abzuschließen (und den Schlüssel zu verstecken!) ist schon ein einfaches Mittel, um das gewöhnliche Weglaufen des Patienten, der einfach die Tür öffnet, zu verhindern. Wenn das Weglaufen immer zur selben Zeit stattfindet (zum Beispiel während der Dämmerungsangst), ist es sinnvoll, den Patienten zu dieser Zeit mit kleinen Arbeiten zu beschäftigen. Wenn der Patient häufig den Wunsch hat, an einen früheren Ort zurückzukehren, kann man ihn gelegentlich dorthin bringen oder ihn bitten, darüber zu sprechen. Man kann den Hausmeister oder bestimmte Nachbarn über die Krankheit des Patienten und die Gefahr des Weglaufens informieren, damit sie in Alarmbereitschaft sind, wenn sie ihn draußen sehen. Klugerweise lässt man dem Patienten nicht seine Ausweispapiere, sondern eine Karte mit seinem Namen, seiner Adresse und verschiedenen Telefonnummern. Man kann ihn ein Schmuckstück mit seinem Namen tragen lassen oder auf seine Kleider ein Etikett mit denselben Angaben aufnähen. Ein Steckbrief und ein Foto aus jüngerer Zeit sollten im Voraus angefertigt werden, um sie der Polizei zu übergeben.

Wie findet man ihn wieder?

Wenn der Patient weggelaufen ist, kann man ihn meistens durch eine schnelle Suche in der unmittelbaren Umgebung finden. Manche Patienten kehren von sich aus nach Hause oder zu einer vertrauten Wohnung zurück (das Haus ihrer Kindheit, ihre erste Wohnung, das Haus eines ihrer Kinder).

Wenn man den Patienten nicht rasch wieder findet oder er nicht zurückgekehrt ist, sollte man die Polizei benachrichtigen und ihr einen Steckbrief geben. Auch wenn man durch das Weglaufen sehr aufgewühlt wurde, sollte man dem Patienten deshalb keine Vorwürfe machen, da sein Weglaufen in einem Augenblick der Verwirrung stattfand, dessen er sich nicht bewusst war. Möglicherweise ist er selbst so erschüttert, dass seine Angehörigen ihn nicht noch mehr mit Vorwürfen belasten sollten, die er doch nicht verstehen würde. Schließlich hat es keinen Sinn, sich selbst die Schuld für das Weglaufen des Patienten zuzuweisen, denn es ist unmöglich, ständig aufzupassen.

Kann man in Urlaub fahren?

Es gibt keinen Grund, auf Reisen zu verzichten, vor allem, wenn es darum geht, seine Kinder zu besuchen oder zum Ferienhaus der Familie zu fahren. Es ist immer möglich, Kurzaufenthalte von zwei bis drei Tagen zu unternehmen, wenn es sich um vertraute Orte handelt. Kurzaufenthalte an unbekannten Orten sollte man besser vermeiden: Da der Patient immer ein oder zwei Tage zur Eingewöhnung braucht und zwar sowohl bei seiner Ankunft als auch bei seiner Rückkehr nach Hause, ginge der Nutzen des Aufenthalts verloren. Wenn der Patient nach zwei Monaten Abwesenheit im Sommer zu sich nach Hause kommt, wird er immer einige Tage brauchen, um sich wieder an sein Heim zu gewöhnen.

Reisen mit dem Auto

Im Auto kann der Patient in leichten Stadien vorne sitzen. Im Falle eines bereits fortgeschrittenen Stadiums ist es klüger, ihn nach hinten zu setzen und eine Kindersicherung für die hinteren Türen zu verwenden. Man sollte regelmäßige Pausen einschieben und lange Reisen auf zwei Tage verteilen. Bei einer Gruppenreise ist es hilfreich, den Begleiter, den Fahrer und einige Ausflugsteilnehmer über die Diagnose zu informieren, damit sie diskret auf den Patienten aufpassen können. Im Hotel sollte man die Zimmertür in der Nacht abschließen und das Licht im Badezimmer anlassen.

Reisen mit dem Flugzeug

Flugreisen sind denkbar, auch solche mit Zeitverschiebungen. Der behandelnde Arzt kann ein leichtes Beruhigungsmittel oder ein Schlafmittel verschreiben. Die Zeitverschiebungen werden Quellen von Ermüdung und Aufregung sein, obwohl man das nicht immer feststellt. Aufgrund der Strenge der Eincheckprozeduren ist es klug, sich ein ärztliches Attest auf Deutsch (oder gar auf Englisch) zu besorgen. Man kann auch ein unterstütztes Besteigen des Flugzeugs mit dem Rollstuhl verlangen.

10 Sozialfürsorge und Betreuungsdienste

SOZIALER, VERWALTUNGS- UND GERICHTLICHER BEISTAND

Die SozialhelferInnen des Krankenhauses, die Mitarbeiter der Sozialämter der Stadt- und Gemeinde- oder Kreisverwaltungen sowie der gemeinnützigen Vereine oder Sozialstationen (zum Beispiel Deutsches Rotes Kreuz, Caritas oder Diakonie) geben die notwendigen Informationen zur Vorgehensweise bei den Verwaltungsorganen und zu den verfügbaren Hilfeleistungen. Diese unterscheiden sich je nachdem, wie stark die Krankheit fortgeschritten ist. Mehrere Websites fassen die notwendigen Informationen zusammen.

Die Pflegeversicherung

Die soziale Pflegeversicherung ist am 01.01.1995 durch Verabschiedung des Elften Sozialgesetzbuches (SGB XI) als Pflichtversicherung eingeführt worden. Unabhängig vom Alter gewährt sie Geld- oder Sachhilfen zur Unterstützung der Pflege. Voraussetzung ist dafür ein medizinisches Gutachten des Medizinischen Dienstes der Krankenkasse (MDK) oder der Medicproof GmbH (für die privaten Pflegeversicherungen) und daraus resultierend eine Einstufung in eine der drei Pflegestufen. Als pflegebedürftig gilt, wer wegen einer körperlichen, geistigen oder seelischen Krankheit oder Behinderung für die gewöhnlichen und regelmäßig wiederkehrenden Verrichtungen des Lebens auf Dauer (mindestens sechs Monate) in erheblichem oder höherem Maß der Unterstützung bedarf. Zu den Verrichtungen zählen dabei die Körperpflege, Ernährung, Mobilität und die hauswirtschaftliche Versorgung. Als „Hilfe" zählt sowohl die Unterstützung bei den entsprechenden Tätigkeiten als auch deren vollständige Übernahme. Auch die Beaufsichtigung oder Anleitung zur eigenständigen Ausübung kann darin enthalten sein. Die Pflegestufe errechnet sich aus dem über den normalen Zeitaufwand hinausgehenden Bedarf bei der Verrichtung der genannten Tätigkeiten (mehr als 45 Minuten).

Pflegestufe I: Zeitbedarf gesamt 90 Minuten, davon mindestens 45 im Bereich der Körperpflege, Ernährung, Mobilität (KEM)

Pflegestufe II: Zeitbedarf gesamt drei Stunden (dreimal täglich zu verschiedenen Tageszeiten), davon mindestens zwei Stunden für KEM

Pflegestufe III: Zeitbedarf mindestens fünf Stunden (rund um die Uhr, auch nachts), davon mindestens vier Stunden für KEM

Härtefall: Zeitbedarf gesamt sieben Stunden, auch nachts mehr als zwei Stunden oder Hilfe von zwei Personen notwendig

Der Pflegebedarf von Alzheimer-Patienten unterschreitet im frühen Stadium häufig noch die Pflegestufe I. Für diese Fälle kann die sogenannte „Pflegestufe 0" gelten, die seit dem 01. 07. 2008 für Fälle mit erheblichem allgemeinen Betreuungsbedarf Zusatzleistungen gewährt.

Für die ambulante Pflege werden entweder Pflegegeld zur Unterstützung pflegender Angehöriger oder Sachleistung für ambulante Pflegedienste abhängig von der jeweiligen Pflegestufe gezahlt. Beide Leistungen können auch kombiniert werden, wenn zum Beispiel werktags ein Pflegedienst in Anspruch genommen wird, am Wochenende aber Angehörige pflegen können. Berufstätige

Angehörige können außerdem unbezahlte Pflegezeit in Anspruch nehmen. Weiterhin können Pflegehilfsmittel und -kurse übernommen werden, ebenso eine Vertretung der privaten Pflegeperson für maximal vier Wochen wenn diese aus Urlaubs- oder Krankheitsgründen verhindert ist. Ist diese Person berufstätig bei einer Wochenarbeitszeit von weniger als 30 Stunden und mindestens 14 Stunden pro Woche mit der Pflege des Erkrankten beschäftigt, können auf Antrag die Rentenversicherungsbeiträge übernommen werden. Auch einmalige Zahlungen für eventuelle Umbaumaßnahmen der Wohnung können beantragt werden.

Ist eine Pflege zu Hause nicht mehr möglich, werden Zahlungen zur stationären Pflege geleistet. Diese kann entweder voll- oder teilstationär (tagsüber oder nachts) sein. Auch eine vorübergehende Kurzzeitpflege kann bis zu einem bestimmten Betrag übernommen werden. Die Zusatzzahlungen für Patienten mit erheblichem allgemeinem Betreuungsbedarf gelten nur für die ambulante Betreuung und entfallen somit bei stationärer Aufnahme.

Seit dem 01.01.2009 besteht ein Anspruch auf Pflegeberatung. Umfassende Beratung zur Pflege kann bei den Pflegeberatern und -beraterinnen erhalten werden, die entweder in den Kranken- und Pflegekassen tätig sind oder in den zunehmend eingerichteten Pflegestützpunkten. Besteht eine Einordnung in eine der drei Pflegestufen, so hat der Erkrankte zur Qualitätssicherung und Hilfestellung einen Anspruch auf vierteljährliche Beratung durch einen Pflegeberater.

Der Schwerbehindertenausweis

Ein Schwerbehindertenausweis kann im Falle einer dauernden Behinderung von wenigstens 50 % ausgestellt werden. Die Einstufung „schwerbehindert" liegt vor, wenn es zu dauerhaften Einschränkungen in allen Lebensbereichen kommt. Für die Anerkennung dieses Status wird ein Antrag beim Versorgungsamt gestellt, welchem Bescheinigungen von behandelnden Ärzten über die gesundheitliche Beeinträchtigung beigefügt werden müssen.

Auf Grundlage dessen urteilen die Ärzte des Versorgungsamtes über den Grad der Behinderung und die Ausstellung eines Schwerbehindertenausweises. Gegen den Bescheid kann bei Bedarf Widerspruch eingelegt, bei Verschlimmerung des Zustandes auch ein neuer Ausweis beantragt werden. Der Inhaber dieses Ausweises hat je nach Merkzeichen Anspruch auf Steuerermäßigungen, Preisnachlass im öffentlichen Personennahverkehr, Befreiung von Rundfunk- und Fernsehgebühren, einen Parkausweis, Vorrang bei Warteschlangen und bevorrechtigte Einnahme von Sitzplätzen in öffentlichen Verkehrsmitteln.

Alzheimer-Patienten haben häufig im mittleren Stadium der Krankheit schon einen Grad der Behinderung von 100 %. Als Kennzeichen im Ausweis kommen für sie die Merkzeichen „G", „H", „B" oder „RF" in Frage. „G" bezeichnet dabei im Straßenverkehr erheblich eingeschränkte Personen (zum Beispiel Alzheimer-Patienten mit mangelndem Orientierungssinn), „H" gilt für hilflose Patienten, die täglich mindestens zwei Stunden Hilfe bei alltäglichen Verrichtungen benötigen, „B" für Patienten die außerhalb der Wohnung ständig eine persönliche Begleitung benötigen und „RF" für Personen die Befreiungen von Rundfunkgebühren und Gebührenermäßigungen beim Telefonanschluss in Anspruch nehmen können (Alzheimer-Patienten ab einem Grad der Behinderung von 80 %).

Befreiung von Zuzahlungen bei Medikamenten

Mit dem Gesundheitsmodernisierungsgesetz (GMG) 2004 ist bei der Versorgung mit Arzneimitteln, Heil- und Hilfsmitteln, Krankenhausaufenthalten, häuslicher Krankenpflege, Haushaltshilfe, Fahrtkosten und Arztbesuchen für alle volljährigen Personen eine Zuzahlungspflicht eingeführt worden. Diese gilt für die genannten Leistungen, wenn sie zu Lasten der gesetzlichen Krankenkassen verordnet wurden. Generell kann bei einer Grenze von 2 % des Bruttohaushaltseinkommens eine Befreiung von weiteren Zuzahlungen beantragt werden. Für chronisch Kranke, so zum

Beispiel Alzheimer-Patienten, liegt diese Grenze schon bei 1 %. Für den Befreiungsantrag muss zum Einen eine Bescheinigung des behandelnden Arztes vorliegen, dass der Betroffene seit mindestens einem Jahr wegen der Demenz bei ihm in Dauerbehandlung ist. Zum Anderen muss entweder eine Schwerbehinderung von mindestens 60 % oder eine Bescheinigung vom Arzt vorliegen, dass eine weitere, kontinuierliche Behandlung notwendig ist oder Pflegestufe II anerkannt sein. Zusätzlich muss der Betroffene nachweisen, dass er bereits 1 % des Bruttohaushaltseinkommens für Zuzahlungen geleistet hat. Sind die Voraussetzungen erfüllt und der Antrag bewilligt, sind der Betroffene und alle anderen Haushaltsangehörigen für den Rest des Jahres von Zuzahlungen befreit. Der Antrag muss jedes Jahr erneut bei der Krankenkasse gestellt werden.

Die Unterhaltspflicht

Die Unterhaltspflicht zwingt einen Nachkommen oder Vorfahren zu finanzieller Unterstützung, sofern die eigenen Einkommensverhältnisse dies ermöglichen. Berechnungsgrundlage ist in der Regel das nach verschiedenen Kriterien bereinigte Nettoeinkommen des Unterhaltspflichtigen. Verpflichtet sind dabei nur die Verwandten in gerader Linie, also die Kinder und Enkelkinder gegenüber ihren Vorfahren (und umgekehrt die Eltern und Großeltern gegenüber ihren Nachkommen). Besonders Elternunterhalt gewinnt zunehmend an Bedeutung durch immer höhere Zahlen von Pflegebedürftigen. Dabei wird im Regelfall das Gesamteinkommen aller Kinder anteilig ihrer jeweiligen Vermögensverhältnisse für die Berechnung zu Grunde gelegt.

Hilfe zur Pflege

Die Hilfe zur Pflege ist nach §§ 61 ff. SGB XII (Zwölftes Sozialgesetzbuch) eine alternative oder ergänzende Sozialleistung zur Deckung der Pflegekosten. Im Gegensatz zur budgetierten Pflegeversicherung mit festen Zahlungssätzen wird sie einkommensabhängig gezahlt. Gewährt wird sie vom überörtlichen Träger der Sozialhilfe. Ein formeller Antrag ist nicht erforderlich (aber in der Regel als Nachweis empfehlenswert), das Amt kann zum Beispiel durch einfachen Telefonanruf informiert werden und ermittelt daraufhin den entsprechenden Sachverhalt. Zu den berechtigten Personen zählen nicht nur die in eine der Pflegestufen eingeordneten Erkrankten, deren Bedarf nicht allein von der Pflegeversicherung abgedeckt wird, sondern auch kurzfristig Pflegebedürftige (unter sechs Monaten) und Personen, bei denen Pflegebedarf besteht, die aber noch nicht in Pflegestufe I eingeordnet werden können. Letztgenannter Fall ist vielfach besonders für Alzheimer-Patienten von Interesse.

Die Hilfe zur Pflege übernimmt unter Berücksichtigung eventuell anrechenbarer Einkommen des Antragstellers oder unterhaltspflichtiger Angehöriger nach dem Bedarfsdeckungsprinzip § 9 Abs. 1 SGB XII sämtliche Kosten, die für die notwendige Pflege erforderlich sind. Leistungsumfang und -höhe richten sich dabei nach dem zur Bewilligung erforderlichen Gutachten. Der Leistungsumfang ist weitgehend mit dem der Pflegeversicherung identisch, Zahlungen werden dann geleistet, wenn die bisherigen nicht ausreichen und Bedürftigkeit besteht. Im Bereich der vollstationären Pflege ist die Hilfe zur Pflege unter anderem aber auch zur Deckung der sogenannten „Hotelkosten“, also Unterkunft und Verpflegung, vorgesehen, die von der Pflegeversicherung nicht getragen werden. Sofern die Beiträge zur Rentenversicherung nicht anderweitig sichergestellt sind (zum Beispiel durch die Pflegeversicherung), können diese ebenfalls übernommen werden.

Grundsicherung im Alter und bei Erwerbsminderung

Die Grundsicherung im Alter und bei Erwerbsminderung nach §§ 41ff. SGB XII gehört seit 01. 01. 2003 zu den den notwendigen Lebensbedarf sichernden Sozialleistungen. Sie gilt für erwerbsunfähige Personen zwischen 18 und 64 und Personen über 65 Jahren, wobei die Altersgrenze schrittweise angehoben wird (§ 41 SGB XII). Sie wird bedarfsorientiert gezahlt, also nicht nach festen Sätzen wie die Pflegeversicherung, und richtet sich nach den jeweiligen sonstigen Einkünften. Das Einkommen und Vermögen des Antragstellers wird dabei ebenso berücksichtigt wie das der unterhaltspflichtigen Angehörigen. Für diese sieht der Gesetzgeber zunächst aber keine detaillierte Prüfung vor, um zu verhindern, dass Senioren aus Scham- oder Schuldgefühlen ihren Angehörigen gegenüber keine Leistungen beantragen und ihre notwendigen Kosten insofern nicht abgedeckt werden können. Die Grundrente des Antragstellers sowie sämtliche andere Leistungen der Sozialhilfe sind von der Anrechnung ausgeschlossen. Die Grundsicherung wird bei den Grundsicherungsämtern oder den Niederlassungen der Deutschen Rentenversicherung beantragt, welche die Anträge entsprechend weiterleiten.

Die Höhe der Leistungen wird in Regelsätzen festgelegt und entspricht denen der Hilfe zum Lebensunterhalt, seit 01. 01. 2011 beträgt die Summe 364 Euro. Zusätzlich können Mehrbedarfe nach § 30 SGB XII in Betracht kommen, beispielsweise im Fall von Gehbehinderungen oder für kostenaufwändige Ernährung. Für Alzheimer-Patienten könnte eine Erhöhung um 17 % in Frage kommen, sofern ein Behindertenausweis mit Merkzeichen „G" (s. o.) vorhanden ist. Auch einmalige Zahlungen für medizinische Hilfsmittel können geleistet werden, ebenso werden die Zahlungen zu Kranken- und Pflegeversicherung übernommen. Außerdem trägt der Staat die Kosten für Unterkunft und Heizung.

Leistungen und Rechte für Patienten unter 60 Jahren

Prinzipiell unterscheiden sich die Leistungen und Rechte für Patienten unter 60 Jahren nicht grundlegend von denen älterer. Die Pflegeversicherung wird altersunabhängig gezahlt, Bedingung für einen vollen Anspruch ist lediglich, dass der Betroffene in den vorausgehenden zehn Jahren mindestens zwei Jahre selbst in die Pflegekasse eingezahlt hat oder familienversichert war. Die Zahlungen der Hilfe zur Pflege sind ebenfalls nicht vom Alter abhängig.

Unterschiede gibt es bei der Sozialhilfe bezüglich der Grundsicherung im Alter und bei Erwerbsminderung. Wie die Bezeichnung schon verdeutlicht, wird hier zwischen Personen im Rentenalter und jüngeren, nicht mehr voll erwerbsfähigen Personen unterschieden. Als nicht mehr voll erwerbsfähig wird bezeichnet, wer das Rentenalter noch nicht erreicht hat und nicht mehr als drei Stunden täglich erwerbsfähig sein kann. Dies wird anhand eines medizinischen Gutachtens im Einzelfall nachgewiesen. Die Grundsicherung bei Erwerbsminderung ist ebenso wie die Grundsicherung im Alter einkommensabhängig, unterhaltspflichtige Angehörige werden gleichfalls berücksichtigt. Der Leistungsumfang ist ebenfalls identisch (s. o.).

Der Zivilschutz des Patienten

Warum?

Menschen mit einer Alzheimer-Krankheit oder einer anderen Demenzerkrankung weisen Gedächtnis- oder Urteilsstörungen auf, durch die sie finanzielle Fehler begehen können oder verletzbar sind. Die rechtlichen Schutzmaßnahmen volljähriger Personen zielen nicht darauf ab, die Freiheiten des Patienten einzuschränken, sondern Rücksicht auf sein Interesse zu nehmen, sein Vermögen zu schützen und seine zivilen und strafrechtlichen Verantwortlichkeiten zu wahren. Diese Maßnahmen verhindern insbesondere die Verschwendung seiner Güter entweder durch den Patienten selbst oder durch rücksichtslose Personen, die seinen Zustand ausnutzen.

Es ist nicht unbedingt notwendig, diese Maßnahmen bei allen Patienten umzusetzen. Sie sind notwendig, wenn Störungen des Urteilsvermögens oder des Verhaltens derart sind, dass sie unbedachte finanzielle Handlungen wie zum Beispiel übermäßige Käufe oder übertriebene Verkäufe nach sich ziehen. Im Falle der Vernachlässigung der Verwaltung von Gütern oder betrügerischen

Machenschaften von Bekannten sind sie sinnvoll. Wenn unter den Kindern Konflikte herrschen, sind diese Maßnahmen ebenfalls hilfreich, um letztlich dasjenige Kind zu schützen, das sich im Vergleich zu seinen weniger präsenten Brüdern und Schwestern besonders um den Kranken kümmert. Man sollte wissen, dass der Verlauf einer Demenzerkrankung nicht nur das Urteilsvermögen, sondern auch die Unterschrift verändert, die von Bankangestellten oder dem Notar nicht mehr als gültig anerkannt wird (zum Beispiel beim Verkauf der Wohnung des Patienten, um die Heimkosten zu decken).

Welche Maßnahmen?

Seit 1992 können volljährige Personen in Deutschland nicht mehr entmündigt und unter Vormundschaft gestellt werden. Stattdessen ist im Zuge der Betreuungsrechtsreform die Betreuung festgelegt worden. Deren Prinzip liegt darin, dem Demenzerkrankten Hilfestellung bei rechtlichen Angelegenheiten zu geben. Das Betreuungsverfahren wird auf Antrag beim zuständigen Betreuungsgericht gestellt (siehe „Betreuungsverfügung). Dazu muss zum Einen ein medizinisches Gutachten vorliegen, dass der Betroffene durch die Demenzerkrankung nicht mehr in der Lage ist, seine Angelegenheiten selbständig zu erledigen, zum Anderen muss eine Situation vorliegen, die eine Betreuung notwendig macht. Das kann schon eine Wohnungsauflösung sein. Im Zuge des Verfahrens verschafft sich der Betreuungsrichter persönlich einen Eindruck der Situation und der Notwendigkeit der rechtlichen Betreuung, indem er den Betroffenen in seiner Wohnumgebung oder ggf. im Krankenhaus aufsucht. Mögliche Aufgabenbereiche des Betreuers sind die Vermögensverwaltung, Postangelegenheiten, Aufenthaltsbestimmungen, Gesundheitsfürsorge, Wohnungsangelegenheiten oder die Vertretung in persönlichen Angelegenheiten. Testamentsangelegenheiten sind von den Aufgaben absolut ausgeschlossen. Die Aufgaben sollten möglichst genau beschrieben und festgelegt sein, um Missverständnisse auszuschließen. Der Demenzerkrankte verliert dadurch allerdings nicht seine Geschäftsfähigkeit, diese kann weiter ausgeübt werden, solange er dazu noch in der Lage ist.

Der Betreuer ist in seiner Arbeit immer an die Wünsche des Erkrankten gebunden, sofern diese nicht seinem Wohl wiedersprechen. Insofern muss er auch über die medizinische Situation des Erkrankten informiert sein. Kritische Situationen entstehen, wenn die Wünsche des Betreuten seinem Wohl entgegenstehen, zum Beispiel wenn ein dementer Patient in der eigenen Wohnung bleiben möchte, obwohl eine Unterbringung im Pflegeheim seiner Gesundheit zuträglicher wäre. In diesem Fall soll der Betreuer den Wünschen des Erkrankten so weit wie möglich entgegenkommen, also zum Beispiel ambulante Pflege organisieren und erst gegen seinen Willen entscheiden, wenn alle Möglichkeiten ausgeschöpft sind. Wenn Entscheidungen von großer medizinischer Tragweite oder Maßnahmen zur Freiheitsentziehung zu treffen sind, muss der Betreuer zusätzlich die Zustimmung des Betreuungsgerichts einholen.

Die Kosten für die Betreuung übernimmt grundsätzlich der Betreute, sofern er die finanziellen Mittel dazu hat, also „vermögend“ ist. Per Gesetz zum 01.01.2005 wurde festgelegt, dass als vermögend gilt, wer ein Nettoeinkommen von mehr als 694 Euro monatlich vorzuweisen hat. In diesem Fall müssen die Kosten für die Betreuung ganz oder in Raten selbst getragen werden. Ein Schonvermögen von 2600 Euro wird dabei berücksichtigt. Wessen Einkommen darunter liegt, gilt als „mittellos“, in diesem Fall werden die Kosten von der Staatskasse getragen. Die Betreuer können seit 01.07.2005 keine stundengenaue Abrechnung mehr machen, sondern werden pauschal vergütet. Je nach Qualifikation des Betreuers erfolgt die Abrechnung nach drei Vergütungsstufen, in denen die Umsatzsteuer und die sonstigen Aufwendungen des Betreuers bereits enthalten sind.

Die Betreuungsverfügung

Ist ein Demenzkranker nicht mehr in der Lage, für sich selbst zu sorgen, wird ein Betreuer bestellt. Dieser unterstützt dann – möglichst den Wünschen des Betreuten entsprechend – diesen in allen rechtlichen Angelegenheiten. Das Betreuungsverfahren wird auf Antrag beim zuständigen Betreuungsgericht (Amtsgericht) eingeleitet. Dies kann nicht im Voraus erfolgen, sondern erst wenn die konkrete Situation vorliegt. Der Demenzkranke kann allerdings vorab eine schriftliche Betreuungsverfügung ablegen. Diese macht das Betreuungsverfahren nicht überflüssig, das Gericht wird sich aber in der Regel danach richten. Die Verfügung regelt im Allgemeinen die Wünsche des Betroffenen in Bezug auf seine Lebens- oder Wohnverhältnisse sowie eventuell die Bestimmung eines späteren Betreuers. Ebenso wie die gesamte Betreuung richtet sie sich nach dem natürlichen, nicht unbedingt vernünftigen Wunsch des Erkrankten. Sollte eine Betreuungssituation eintreten, ist die Betreuungsverfügung dem Betreuungsgericht zu übergeben. Eine Betreuungsverfügung kann auch bei bestehender Geschäftsunfähigkeit erteilt werden, der Erkrankte muss allerdings noch in der Lage sein, seinen Willen klar auszudrücken.

Vorsorgevollmacht und Patientenverfügung

Im Hinblick auf die Möglichkeit, dass er nicht mehr in der Lage sein sollte, sich klar zu äußern, kann jeder Patient durch eine Vorsorgevollmacht eine Vertrauensperson benennen. Deren Aufgabe ist die rechtliche Vertretung des Patienten in allen in der Vollmacht festgelegten Lebensbereichen, wobei sie sich nach den Wünschen des Patienten richten soll. Nur wenn die Wünsche des Patienten mit dessen Wohl kollidieren (zum Beispiel Sterbehilfe), ist eine abweichende Handlungsweise möglich. Die Vorsorgevollmacht wird erteilt, solange der Patient noch geistig klar und geschäftsfähig ist und eigene Entscheidungen treffen kann. Dadurch wird das spätere gerichtliche Betreuungsverfahren entbehrlich, allerdings nur für die Bereiche, die in der Vorsorgevollmacht festgelegt wurden. Sollten weitere regelungsbedürftige Bereiche hinzukommen, ist trotzdem ein Betreuungsverfahren notwendig. Die Vollmacht sollte schriftlich erteilt und beglaubigt werden, sowie den Hinweis enthalten, dass der Bevollmächtigte nur unter Vorlage des Originals handeln darf. Eine notarielle Beglaubigung ist zu empfehlen, da diese meist von Banken und Behörden verlangt wird. Eingeschränkt wird die Vorsorgevollmacht bei risikoreichen medizinischen Eingriffen und Maßnahmen der Freiheitseinschränkung. Diese darf der Vorsorgebevollmächtigte nur nach Einwilligung des Betreuungsgerichts vornehmen lassen. Die Vorsorgevollmacht schränkt die Selbstbestimmung des Patienten ein, zudem besteht die Gefahr, dass der Bevollmächtigte nicht den Wünschen des Patienten entsprechend handelt, unter anderem da er keiner staatlichen Kontrolle unterliegt. Solange der Patient noch geschäftsfähig ist, kann die Vorsorgevollmacht jederzeit geändert oder aufgehoben werden, bei Geschäftsunfähigkeit nicht mehr.

Die Patientenverfügung definiert den Willen des Patienten in Bezug auf medizinische Eingriffe und Behandlungen. Auch sie wird festgelegt, solange der Patient geistig noch dazu in der Lage ist. Eine Einwilligung in jedwede medizinische Behandlung ist notwendig, da der Arzt sich sonst unter Umständen der Körperverletzung strafbar macht. Der Patient muss also vorher über die Behandlung aufgeklärt werden und in der Lage sein, nach rationaler Überlegung sein Einverständnis zu geben. Nur in Notfällen darf diese Einwilligung umgangen werden. Die erteilte Patientenverfügung gibt darüber Auskunft, welche Maßnahmen im Fall einer lebensbedrohenden Erkrankung erteilt werden dürfen (Magensonde, Beatmungsgeräte …) und sollte dabei möglichst detailliert sein. Solange ein Demenzkranker noch die Erklärung einer notwendigen Behandlung verstehen und mündlich seine Zustimmung erteilen kann, gilt sie allerdings nicht.

Patientenverfügungen sollten regelmäßig erneuert werden, da bei älteren Verfügungen die Aktualität in Frage gestellt wird und ein zwischenzeitlicher Sinneswandel vorliegen kann. Man geht von einer Erneuerung alle drei Jahre aus. Liegt eine Situation vor, die den Einsatz der Patientenverfügung erforderlich macht, prüft der Betreuer / Bevollmächtigte, ob entsprechende Anweisungen vorliegen. Sollte das nicht der Fall sein, versucht er, den mutmaßlichen Willen des Patienten festzustellen und trifft nach eingehender Beratung mit dem behandelnden Arzt die Entscheidung über das weitere Vorgehen. Nahe Angehörige oder andere Vertrauenspersonen können sich bei der Feststellung des Willens des Patienten äußern, sofern dies nicht zu erheblicher Verzögerung der Entscheidung führt. Das Betreuungsgericht wird nur dann hinzu gezogen, wenn Arzt und Betreuer zu keiner Einigung kommen können. Niemand wird zur Ausfertigung einer Patientenverfügung gezwungen.

DIE VERSORGUNG ZU HAUSE

Es gibt keine Patentlösung für die Betreuung eines Patienten, der an der Alzheimer-Krankheit oder einer anderen Demenzerkrankung leidet. Die verschiedenen Möglichkeiten hängen vom Demenztyp und Krankheitsstadium und natürlich von familiären, emotionalen, medizinischen und finanziellen Faktoren ab. Man sollte sich nichts vormachen: Der Patient wird unweigerlich einen Entwicklungsverlauf nehmen, der ihn von seinem Zuhause in eine Sondereinrichtung bringt, wo er sein Leben beendet. Niemand geht frohen Mutes in eine Sondereinrichtung: Die Patienten wollen so lange wie möglich bei sich zu Hause bleiben und die Familien teilen diesen Wunsch, dem sich auch die Ärzte anschließen, denn das ist ein nicht zu vernachlässigender Stabilisierungsfaktor. Was ist zu tun, um diese Versorgung zu Hause unter annehmbaren Umständen sicherzustellen?

Der Patient lebt mit dem Hauptbetreuer zusammen

Wir haben gesehen, dass die Betreuung eines Patienten durch einen Betreuer, der meistens sein Ehegatte ist, eine schwere Verantwortung darstellt. In den leichten und gemäßigten Krankheitsstadien gelingt es dem Betreuer lange Zeit, die Aufgaben der Unterstützung oder Stellvertretung wahrzunehmen: Er sichert die Umgebung und passt sein Verhalten schrittweise den kognitiven und verhaltensbezogenen Schwierigkeiten an. Notwendigerweise wird der Betreuer mehr Ratschläge und Hilfen brauchen. Diese Eingriffe von außen werden von der Familie nicht leicht akzeptiert, die sich dafür schuldig fühlt, dass sie Hilfe braucht, oder den Eindruck hat, überwältigt zu werden. Der Betreuer sollte daher immer über einen Raum persönlicher Freiheit verfügen.

Der Patient lebt alleine

Für einen Patienten in einem leichten oder auch gemäßigten Stadium ist es möglich, alleine bei sich zu Hause zu wohnen. Diese Entscheidung ist zwar nicht unbedingt die beste, aber manche Patienten sind sich ihrer Schwierigkeiten nicht bewusst und lehnen es vehement ab, dass man ihnen hilft oder dass sie ihre Wohnung verlassen sollen. Die Familie besitzt nicht das nötige Gewicht, um den Willen des Patienten zu beugen. Es gibt keine medizinische, administrative oder juristische Möglichkeit, um einen Patienten zu zwingen, in eine Sondereinrichtung zu gehen, außer im Fall der Verweigerung von Pflegemaßnahmen, die der Gesundheit des Patienten schadet (Fehler bei der Einnahme von Medikamenten, Unterernährung...), bei akuter Gefahr oder bei Gefahren, die sich schon ereignet haben (Austritt von Gas, Brand...). Nur wenn der Patient für sich oder andere eine Gefahr darstellt, kann eine gerichtliche Zwangseinweisung – im akuten Notfall auch im Nachhinein – beantragt werden.

Man sollte wissen, dass ein Patient, der alleine lebt, schneller abbaut: Die Ernährung ist unregelmäßig, weniger abwechslungsreich und manchmal auch gefährlich (verdorbene Nahrungsmittel), die Hygiene ist weniger kontrolliert, Haushalts- und Finanzrisiken sind größer, ängstliche und depressive Dekompensationen finden wegen der Einsamkeit schneller statt. Der regelmäßige Besuch der Familie und von Pflegepersonal ist daher unverzichtbar sowie die Einrichtung von Hilfen in der Wohnung. Manchmal kann die Nachbarschaft das Sozialamt benachrichtigen, wenn sie einen Zustand der Verwahrlosung bei einer völlig isolierten Person feststellt.

Ein Patient, der alleine bei sich zu Hause lebt, wird sich zwangsläufig früher in einem Pflegeheim wiederfinden, aber gerade in einem Stadium, in dem sich sein Wille dieser Maßnahme stark widersetzt („Ich will nicht zu den Alten gehen!").

Die Erfahrung zeigt, dass viele dieser Patienten schließlich sehr wohl akzeptieren, in einem Heim zu leben, weil sie dort die Aktivitäten, die Mahlzeiten, die Begegnungen, die Pflegemaßnahmen schätzen. Wenn sie sich früh in eine Einrichtung begeben, fällt es ihnen leichter, sich dort anzupassen und sich im Hinblick auf ihre Sicherheit neu zu orientieren. Der Zustand mancher isolierter Patienten wird durch die Tatsache, dass sie sich auf den Weg in eine Einrichtung machen, sogar verbessert.

Welche Hilfen?

Wenn der Patient noch in der Lage ist, allein zu Hause zu leben, werden in der Regel keine Kosten von der Pflegeversicherung übernommen, da keine Pflegebedürftigkeit besteht. Gerade deshalb sollte er in ein gut funktionierendes soziales Netz eingebunden werden, um ihm das gefahrlose Alleinleben zu ermöglichen. Es gibt mittlerweile diverse regionale Alzheimer-Gruppen, über die Unterstützung in verschiedensten Lebensbereichen organisiert werden kann oder die solche Angebote selbst anbieten. Vor allem Angebote für soziale Kontakte oder Unterstützung zur Förderung der (noch) vorhandenen Fähigkeiten werden hier vermittelt.

Privat organisierte Hilfe im Haushalt ist ebenfalls eine Möglichkeit, die in Anspruch genommen werden kann. Eventuell bietet es sich auch an, üblicherweise aufgesuchte Geschäfte und Einrichtungen (Supermarkt, Bank …) über die Erkrankung zu informieren, um den Umgang mit dem Betroffenen zu erleichtern und ggf. bestimmte Verhaltensweisen nachvollziehbar zu machen.

Ist die Demenz weiter fortgeschritten, können auch zunächst betreute Wohngruppen in Betracht gezogen werden, ohne dass gleich eine Pflegeeinrichtung erwogen werden muss. Sollte der Erkrankte das Alleinleben weiter wünschen, so können ab einem gewissen Zeitpunkt die Dienste eines ambulanten Pflegedienstes hilfreich sein, um die Grundversorgung sicher zu gewährleisten.

Ein Notfallsystem zur Benachrichtigung einer Zentrale im Falle eines unerwarteten Ereignisses ist nur in den Anfangsstadien der Krankheit hilfreich. Später wird dessen Gebrauch entweder zu schwierig, oder die Patienten geraten zu sehr in Panik, um an seinen Einsatz zu denken.

DIE PUNKTUELLE MEDIZINISCHE BETREUUNG

Bei einem Krankenhausaufenthalt

Wie jeder ältere Mensch kann auch ein Alzheimer-Patient wegen einer Krankheit oder einer Operation ins Krankenhaus kommen. Auch wenn manche Krankenhäuser über Abteilungen verfügen, die speziell der Aufnahme dieser Patienten gewidmet sind, um sie unter angenehmen Bedingungen zu versorgen, werden sie doch meistens von einer „herkömmlichen" Klinik aufgenommen, die auf ihren Empfang nicht vorbereitet ist. Bei diesen regulären Krankenhäusern kann daher das Risiko des Weglaufens bestehen. Es ist wichtig, dass man den Ärzten und Krankenschwestern zu verstehen gibt, dass der Patient an einer Krankheit leidet, die sich durch Vergesslichkeit auszeichnet, welche sich negativ auf das Verstehen und Befolgen von Anweisungen auswirken kann. Die Untersuchungen, die man mit dem Kranken durchführt, werden wie ein Angriff erlebt. Daher sollte man ihm ein leichtes Beruhigungsmittel geben, um das Auftreten von Aufgeregtheit oder Aggressivität zu verhindern.

Schließlich sollte man wissen, dass die Patienten oft eine Periode der Verwirrung von einigen Tagen bis zu einigen Wochen durchleben. Man sollte sich darum keine Sorgen machen, denn die meisten Patienten kehren zu dem kognitiven und Verhaltenszustand vor der Operation oder dem Krankenhausaufenthalt zurück. Manche Notoperationen oder manche schwere Krankheiten stellen leider eine nicht umkehrbare Stufe im Entwicklungsverlauf des Patienten dar.

Im Fall einer Operation

Es gibt keine ausdrückliche Gegenanzeige für die Operation eines Patienten, der an einer leichten oder gemäßigten Form von Alzheimer leidet. Viele Patienten werden ohne Schwierigkeiten am grauen Star, an der Hüfte wegen einer Prothese oder an einer Blindarmentzündung etc. operiert. Wenn der vorgesehene Eingriff eine bedeutende Linderung verschaffen soll, sollte man die Operation dem Patienten nicht vorenthalten. Höher ist das Risiko bei schweren oder Notoperationen sowie im Falle einer schweren Demenz.

Die Behandlung mit AChE-Hemmern kann 24 bis 48 Stunden vor dem Eingriff ausgesetzt werden, wenn der Anästhesist es wünscht. Man sollte sie rasch wieder aufnehmen, denn eine Unterbrechung von mehr als acht Tagen führt zu einem schweren und irreversiblen Abbau. Es ist wichtig, dass man den Krankenschwestern und den Physiotherapeuten zu verstehen gibt, dass die Vergesslichkeit des Patienten sich störend auf das Verständnis und das Befolgen von Anweisungen auswirkt und zwar sowohl beim Krankenhausaufenthalt als auch bei der Rehabilitation.

DIE TEILBETREUUNG

Man sollte den Betreuern unbedingt Verschnaufpausen gönnen, die ihrerseits die Versorgung zu Hause erleichtern.

Bundesweit entstehen immer mehr Betreuungsgruppen, welche die Erkrankten tagsüber ein- bis zweimal pro Woche in kleinen

Gruppen von 10 bis 15 Personen beschäftigen. Wenn möglich, sollten diese denselben Schweregrad der Krankheit aufweisen. Eine Finanzierung über die Pflegeversicherung ist (teilweise) möglich.

Die Tagesklinik

Tageskliniken sind medizinische Einrichtungen der ambulanten beziehungsweise teilstationären Betreuung. Handelte es sich traditionell eher um Praxen von niedergelassenen Ärzten des operativen Bereichs, sind sie immer häufiger an Krankenhäusern angesiedelt. Geriatrische Tageskliniken ermöglichen die Beobachtung und Beschäftigung der Patienten zwischen den Untersuchungen der (in der Regel) angeschlossenen Klinik. Manche haben eine angeschlossene Bettenabteilung, um gegebenenfalls Patienten auch kurzzeitig aufnehmen zu können. Üblicherweise werden Aufenthalte in Tageskliniken nach stationären Klinikaufenthalten oder zu deren Vermeidung angewandt.

Die Tagespflege

Tagespflegeeinrichtungen sind darauf spezialisiert, Menschen mit Alzheimer oder einer anderen Form der Demenz sowohl körperlich als auch geistig angemessen zu betreuen. Diese gerontopsychiatrischen Tagesstätten bieten eine Alternativlösung, wenn häusliche Betreuung nicht oder nur eingeschränkt möglich ist, ein Pflegeheim aber nicht in Frage kommt. Unter geschulter Aufsicht wird den Patienten ein normaler Tagesablauf ermöglicht, der gleichzeitig aber darauf abzielt, (noch) vorhandene Fähigkeiten zu fördern. Alltägliche Arbeiten wie Backen, Kochen oder ggf. Gärtnern können unter Aufsicht durchgeführt werden. Die Kosten der Tagespflegeeinrichtungen können pro Tag und Region bis zu 70 Euro betragen. Eine Übernahme der Kosten richtet sich nach der Pflegestufe, in die der Kranke eingestuft wurde.

Die befristete Unterbringung

Einige Einrichtungen bieten die Unterbringung für eine begrenzte Dauer von einem oder zwei Monaten während der Ferienzeit an, auch hier wiederum, um den Betreuer zu entlasten. Für eine Maximaldauer von vier Wochen und einer Summe von höchstens 1510 Euro werden die Kosten hierfür von der Pflegeversicherung übernommen.

DIE DAUERBETREUUNG

Die verschiedenen Einrichtungen

Pflegeheime nehmen in der Regel geistig klare und demenzkranke Menschen auf. Für leicht Erkrankte kann dies durchaus von Vorteil sein, da sie sich am Verhalten der anderen orientieren können. Andererseits bringt dies auch mögliche Konflikte mit sich, da Demenzkranke sich möglicherweise unter Druck gesetzt fühlen, wenn ihre Fähigkeiten nicht denen der anderen entsprechen. Umgekehrt können geistig gesunde Bewohner irritiert oder schroff auf das Verhalten der dementen Personen reagieren. Konflikte sind daher vorprogrammiert.

Vielfach sind daher bereits spezielle Abteilungen für demenzkranke Bewohner innerhalb der Pflegeheime eingerichtet worden. Dabei wird vor allem darauf geachtet, dem Kranken eine familiäre Atmosphäre zu ermöglichen, was in der Regel durch Wohngruppen bewirkt wird, die innerhalb der häufig großen Wohnkomplexe kleinere soziale Gefüge von ca. 12 bis 20 Personen darstellen. Wenn möglich, sind diese gemischt – also geistig klare und demente Bewohner zusammen, bei Bedarf werden die Gruppen aber auch separiert. Darüber hinaus gibt es spezielle, gedächtnisaktivierende Angebote für demente Bewohner.

Für schwerstpflegebedürftige Bewohner gibt es in manchen Pflegeheimen sogenannte „Pflegeoasen“, wo drei bis acht Bewohner, meist solche mit einem stärkeren Bedürfnis nach Nähe und Geborgenheit, in einem Raum betreut werden. Dadurch wird einerseits Isolation verhindert, andererseits aber auch die Privatsphäre der Bewohner nahezu eliminiert. Die Folge sind die „qualitätsgeleiteten Pflegeoasen", in denen jeder Bewohner ein eigenes Zimmer hat, die Türen aber zu einem zentralen Küchen- und Aufenthaltsraum weit geöffnet werden können und somit eine Überwachung von dort aus gewährleistet ist.

Die Unterbringungskosten zwischen den einzelnen Pflegeheimen können stark variieren. Die Zahlung der Pflegeversicherung hängt von der jeweils festgestellten Pflegestufe ab, reicht aber nicht für eine volle Kostenübernahme. Eigenanteile von monatlich 800 Euro und mehr sollten einkalkuliert werden.

Wenn ein Patient im Pflegeheim größere Verhaltensstörungen aufweist, kann er zeitweilig in einer speziellen gerontopsychiatrischen Abteilung oder einer Abteilung für Kognition und Verhalten untergebracht werden, um seine Behandlung anzupassen und das Personal des Pflegeheims zu entlasten. Wenn er für Untersuchungen oder wegen eines ernsthaften Gesundheitsproblems in ein Krankenhaus gebracht werden muss, sollte er an eine geriatrische Abteilung überweisen werden, die auf die interdisziplinäre Betreuung dieser Patienten in fortgeschrittenen Stadien spezialisiert ist.

Betreutes Wohnen

Eine Einrichtung des betreuten Wohnens für ältere Menschen ist kein Seniorenheim, sondern es handelt sich um eine Einrichtung, die noch unabhängigen Personen gestattet, in ihrer Wohnung zu leben und gleichzeitig bestimmte Gemeinschaftsleistungen (Restaurant, Freizeitgestaltung ...) und Hilfe rund um die Uhr zu genießen. Ältere Menschen, die schon in Rente sind, können sehr wohl Alzheimer entwickeln; solange es sich um ein leichtes Stadium handelt, werden die Auswirkungen auf das Gemeinschaftsleben moderat sein und eine zeitweilige Versorgung in der Einrichtung nicht verhindern. Sobald die Vergesslichkeit jedoch zunimmt oder

Verhaltensstörungen auftreten, wird der Patient in eine spezialisierte Einrichtung umziehen müssen.

Eine Zwischenlösung können betreute Wohngruppen darstellen, in denen demente Patienten in „normaler" Umgebung wohnen können, also nicht in einem Pflegeheim. In den Wohngruppen sind in der Regel 24 Stunden am Tag Betreuer vor Ort, die den Bewohnern im Alltag unterstützend zur Seite stehen. Zusätzlich kann ein ambulanter Pflegedienst ins Haus kommen, wobei bei Bedarf mehrerer Bewohner die Kosten aufgeteilt werden können und so eine Ersparnis möglich ist. Besonders für Erkrankte, die nur noch ungern allein und eher ängstlich sind, kann dies eine Alternativlösung zum Pflegeheim darstellen.

Wenn der Patient sich in einer spezialisierten Einrichtung befindet

Die ersten 15 Tage im Heim sind oft schwierig, der Patient ist widerwillig und reizbar; es ist besser, wenn seine Familie ihn während dieser Eingewöhnungszeit nicht besucht. Danach findet der Patient seine Orientierung und fühlt sich sogar sicherer aufgrund des Rituals, das nun zu seinem Leben gehört. Man muss ihn nicht unbedingt jeden Tag besuchen. Das ist natürlich eine persönliche Angelegenheit, über die man sich mit der übrigen Familie oder mit dem Personal der Einrichtung, zu dem oft eine Psychologin gehört, besprechen kann. Die Psychologin trifft sich mit den Familien und kann sie im Hinblick auf verschiedene Themen beraten. Man sollte kleine Kinder nicht dazu zwingen, ihren Großvater oder ihre Großmutter zu besuchen: Sie könnten einen Schock erleiden, wenn sie den Grad des Abbaus oder den Zustand anderer Patienten sehen, die sich in fortgeschritteneren Krankheitsstadien befinden.

Eine emotionale Bindung aufrechterhalten

Auch wenn ein Gespräch nicht mehr möglich ist, reagieren die Patienten doch auf Gesten, auf den Ausdruck und den Ton der Stimme ihres Gesprächspartners. Eine Zärtlichkeit oder die ein-

Die Kosten für die Unterbringung im Pflegeheim werden in der Regel von der Pflegeversicherung und den Einkünften des Patienten getragen. Reichen diese nicht aus, kommt zusätzlich die Hilfe zur Pflege und/oder die Grundsicherung im Alter in Frage.

fache Berührung durch eine auf den Arm gelegte Hand reichen aus, um eine gefühlsmäßige Verbindung zu schaffen. Selbst wenn ein Patient seine Familie nicht mehr als solche erkennt („Das ist meine Tochter"), weiß er doch, dass es sich um vertraute Personen handelt, wie sein Lächeln oder die spontane Annäherung zeigen.

Den Patienten für ein Wochenende zu sich nach Hause zu nehmen, ist ein zweischneidiger Gedanke, denn auch wenn er sich sehr darüber freuen mag, seine alte Wohnung wieder zu sehen, ist es doch möglich, dass er große Schwierigkeiten damit hat, wieder in sein Seniorenheim zurückkehren zu müssen. Übrigens erkennen die Patienten nach einigen Monaten ihre alte Wohnung gar nicht mehr. Ein Wochenende bei seinen Kindern zu verbringen ist eine Situation, die dazwischen liegt: Der Patient wird sich freuen, wieder in der Familie zu sein, ohne eine große Abneigung gegen die Rückkehr ins Heim zu verspüren. Viele Kranke ziehen es gar nicht vor, irgendwo anders als im Heim zu schlafen, wo sie ihre Orientierung gefunden haben.

DIE DEUTSCHE ALZHEIMERGESELLSCHAFT

Die Deutsche Alzheimer Gesellschaft e. V. (DAlzG) ist der Bundesverband der Landesverbände, örtlichen und regionalen Alzheimer-Gesellschaften sowie von Angehörigengruppen, Betreuungsgruppen und Selbsthilfeinitiativen, die nicht einer Alzheimer-Gesellschaft angeschlossen sind. Diese landesweite Vereinigung wurde 1989 gegründet, um den Familien betroffener

Patienten Ratschläge und Unterstützung zukommen zu lassen. Die Deutsche Alzheimer Gesellschaft ist in 124 regionalen Vereinigungen Deutschlands präsent und zählt 15 000 Mitglieder.

Ihre Ziele bestehen in der Förderung von Verständnis und Hilfsbereitschaft in der Bevölkerung für Alzheimer und anderer Demenzerkrankungen, der Anregung gesundheits- und sozialpolitischer Initiativen, der Verbesserung der Krankheitsbewältigung der Betroffenen und der Selbsthilfefähigkeit der Angehörigen, der Schaffung von Entlastungsmöglichkeiten für Betreuende durch Aufklärung, emotionale Unterstützung und örtliche Hilfe, der Zusammenarbeit und dem fachlichen Austausch mit den regionalen Alzheimer Gesellschaften, der Unterstützung wissenschaftlicher Forschung über Demenzerkrankungen und Versorgungsmöglichkeiten und der Entwicklung und Erprobung neuer Betreuungs- und Pflegeformen. Jede regionale Vereinigung leistet selbständige Arbeit, die sich gewöhnlich auf Versammlungen, Hilfegruppen für Familien oder Patienten, Vorträge, eine ständige Telefonleitung und einen Newsletter erstreckt.

Damit die Familien auch Gesprächspartner des Europaparlaments und der Europäischen Kommission sein können, wurde 1999 eine europäische Alzheimergesellschaft (Alzheimer Europe) gegründet, die zahlreiche nationale Organisationen der Länder der Europäischen Union zusammenfasst.

Weitere Informationen:

Deutsche Alzheimer Gesellschaft e. V.:
Friedrichstr. 236
10969 Berlin
Tel.: 030/2593795-0
Fax.: 030/2593795-29
www.deutsche-alzheimer.de

Anhang

Antworten auf Ihre Fragen

- Was sind die Symptome der Alzheimer-Krankheit?
  → Siehe S. 29 – 41
- Wie kann man zwischen der Alzheimer-Krankheit und einer anderen Art von Demenzerkrankung unterscheiden?
  → Siehe S. 15 – 19
- Kann man die Alzheimer-Krankheit verhindern?
  → Siehe S. 94 – 97
- Wen soll man aufsuchen und wann?
  → Siehe S. 68 – 70
- Soll man die Diagnose dem Patienten mitteilen, und wenn ja, wie?
  → Siehe S. 65 – 68
- Gibt es Medikamente zur Heilung der Alzheimer-Krankheit?
  → Siehe S. 71 – 86
- Wie sieht der voraussichtliche Krankheitsverlauf aus?
  → Siehe S. 48 – 52
- Wie kann man dem Patienten in seinem Alltagsleben helfen?
  → Siehe S. 102 – 111
- Welche soziale, verwaltungsmäßige und juristische Unterstützung gibt es?
  → Siehe S. 125 – 137
- Wie lässt sich die Versorgung zu Hause sicherstellen, und wie sollte die Wohnung am besten eingerichtet werden?
  → Siehe S. 111 – 113 und S. 137 – 139

FAQ (Frequently Asked Questions)

◻ Es gibt jetzt einen Impfstoff gegen die Alzheimer-Krankheit.
Falsch. Es gibt Medikamente, die eine Zeit lang die kognitiven und Verhaltensstörungen der Patienten verbessern, aber ihre Entwicklung nicht anhalten.

◻ Die Alzheimer-Krankheit ist tödlich.
Richtig. Die Alzheimer-Krankheit entwickelt sich schrittweise in verschiedenen Phasen, die in 8 bis 12 Jahren zum Tod des Patienten führen. Der Tod ist die Folge von Komplikationen, die im Verlauf und am Ende der Krankheitsentwicklung auftreten.

◻ Die Alzheimer-Krankheit betrifft nur ältere Menschen über 80 Jahren.
Falsch. Etwa 1 bis 2 % der Fälle betreffen Personen unter 65 Jahren.

◻ Einsamkeit erhöht das Risiko, die Alzheimer-Krankheit zu entwickeln.
Richtig. Man stellt beispielsweise fest, dass die Witwenschaft negative Auswirkungen auf die Geistesfunktion hat, weil sie den hinterbliebenen Ehegatten in eine Situation der Isolierung versetzt. Umgekehrt ist das gemeinsame Altwerden ein positiver Faktor im Hinblick auf Gedächtnisstörungen.

◻ Die Alzheimer-Krankheit ist erblich.
Falsch. Bei der Alzheimer-Krankheit ist die Erblichkeit selten. Maximal 5 % der Fälle sind ausschließlich erblich bedingt.

◻ Frauen sind stärker von der Alzheimer-Krankheit betroffen als Männer.
Richtig. Vor allem ab 75 Jahren, da sie eine höhere Lebenserwartung haben.

◻ In Deutschland gibt es jedes Jahr mehr Fälle von Alzheimer.
Richtig. Man zählt in Deutschland jedes Jahr etwa 250 000 neue Fälle.

◻ Eine gesunde Ernährung hilft bei der Vorbeugung gegen die Krankheit.
Richtig. Eine Studie aus jüngerer Zeit hat beispielsweise gezeigt, dass Personen, die eine Mittelmeerdiät (oder Kretadiät) befolgen, ein geringeres Risiko haben. Diese Diät enthält nur geringe Mengen an rotem Fleisch und gesättigten Fettsäuren und ist stattdessen reich an Obst und frischem Gemüse, an Getreide, Fisch, Trockenfrüchten, Oliven- oder Rapsöl.

◻ Es hat keinen Zweck, weiterhin mit einer Person zu kommunizieren, die an der Alzheimer-Krankheit leidet.
Falsch. Selbst in einem fortgeschrittenen Krankheitsstadium können die Patienten noch verstehen, was man sagt. Es ist sehr wichtig, eine Beziehung aufrechtzuerhalten, um den Rückzug in sich selbst und die Isolation des Patienten zu vermeiden.

◻ Es ist normal, im Alter etwas von seinem Gedächtnisvermögen zu verlieren.
Richtig. Ein fortschreitendes Alter wird immer von Aufmerksamkeitsproblemen begleitet, die manche der Klagen älterer Menschen erklären: Ein Eigenname fällt einem nicht ein, man weiß nicht mehr, was man in einem bestimmten Zimmer holen wollte … Diese Schwierigkeiten sind tatsächlich ganz gewöhnlich.

◻ Gedächtnisverluste sind Vorboten der Krankheit.
Richtig. Manche Klagen über Gedächtnisverluste sind charakteristisch für das Auftreten der Alzheimer-Krankheit. Diese Schwierigkeiten werden vom Patienten häufig unterschätzt, während sie seine Umgebung zu Recht beunruhigen. Besondere Tests bestätigen das Vorhandensein bedeutender Gedächtnisstörungen.

◻ Personen, die an der Alzheimer-Krankheit leiden, wird körperliche Betätigung empfohlen.

Richtig. Mehrere Studien haben gezeigt, dass regelmäßige körperliche Bewegung (etwa 30 bis 60 Minuten Spazierengehen jeden Tag) zwei Vorteile hat: Es zögert das Risiko der Entwicklung einer Alzheimer-Krankheit um einige Jahre hinaus und verlangsamt den Fortschritt der Krankheit, wenn sie einmal aufgetreten ist.

◻ Eine höhere Lebenserwartung erhöht das Risiko, an Alzheimer zu erkranken.

Richtig. Der Hauptrisikofaktor der Alzheimer-Krankheit ist das Alter.

Nützliche Adressen und Hinweise

Deutschland

Aktion Demenz e. V.
Gemeinsam für ein besseres Leben mit Demenz
Karl-Glöckner-Straße 21 E
35394 Gießen
Tel.: 06 41/9 92 32 06
Alzheimer-Telefon (9ct./Min. – dt. Festnetz): Tel.: 0 18 03/17 10 17
www.aktion-demenz.de

Alzheimer Forschung Initiative e. V.
Kreuzstraße 34
40210 Düsseldorf
Tel.: 02 11/8 62 06 60
Tel.: 0800/2 00 40 01
www.alzheimer-forschung.de
Datenbank „Hilfe in meiner Nähe"
http://www.alzheimer-forschung.de/aufklaerung/wegweiser.htm

AWO Arbeiterwohlfahrt – Bundesverband e. V.
Heinrich-Albertz-Haus
Blücherstraße 62/63
10961 Berlin
Tel.: 030/2 63 09-0
Fax: 030/2 63 09-3 25 99
www.awo.org

Bundesinteressenvertretung der Nutzerinnen und Nutzer von Wohn- und Betreuungsangeboten im Alter und bei Behinderung (BIVA)
Vorgebirgsstraße 1
53913 Swisttal
Tel.: 0 22 54/70 45
www.biva.de

Bundesministerium für Familien, Senioren, Frauen und Jugend
Rochusstraße 8 – 10 Glinkastraße 24
53123 Bonn 10117 Berlin
Tel.: 0 30 18 / 555-0
Fax: 0 30 18 / 555 / 44 00
www.bmfsfj.de

Bundesministerium für Gesundheit
Rochusstraße 1 Friedrichstraße 108
53123 Bonn 10117 Berlin
Tel.: 02 28 / 9 94 41-0
Fax: 02 28 / 9 94 41-19 21
Behördenrufnummer (7 – 14 ct. / Min. – dt. Festnetz, vorrausichtlich ab 2012 zum Ortstarif):
Tel.: 115
Bürgertelefone (14 ct. / Min. – dt. Festnetz):
Fragen zur Pflegeversicherung:
Tel.: 01805 / 99 66 03
Fragen zum Krankenversicherungsschutz:
Tel.: 01805 / 99 66-01
www.bmg.bund.de

Bürgerinitiative Gesundheit
Deutsche Gesellschaft für Versicherte und Patienten (DGVP) e. V.
Geschäftsstelle
Brückenstraße 2
67551 Worms
Tel.: 0 62 47 / 90 44 99-0
Fax: 0 62 47 / 90 44 99-9
www.dgvp.de

Deutsche Alzheimer Gesellschaft e. V. (DAlzG)
Friedrichstraße 236
10969 Berlin
Tel.: 030 / 25 93 79-0
www.deutsche-alzheimer.de

Deutsche Expertengruppe Dementenbetreuung e. V.
1. Vorsitzender Martin Hamborg
22399 Hamburg
Tel.: 0 32 21 / 1 05 69 79
Fax: 040 / 27 87 13 81
www.demenz-ded.de

Deutsche Rentenversicherung
Tel.: 0800 / 10 00 48 00 (Servicetelefon gebührenfrei)
Auflistung der Rentenversicherungsträger nach Bundesländern
www.deutsche-rentenversicherung.de

Deutscher Caritasverband e. V. Zentrale
Not sehen und handeln
Karlstraße 40
79104 Freiburg i. Br.
Tel.: 07 61 / 200-0
Fax: 07 61 / 200-572
www.caritas.de

Deutscher Paritätischer Wohlfahrtsverband
Oranienburger Str. 13 – 14
10178 Berlin
Tel.: 030 / 2 46 36-0
Fax: 030 / 2 46 36-110
www.paritaet.org, www.der-paritaetische.de

Deutsches Grünes Kreuz e. V. (DGK)
Informationsportal für Gesundheit
Nikolaistraße 3
35037 Marburg
Tel.: 0 64 21 / 293-0
Fax: 0 64 21 / 293-187
www.dgk.de

Deutsches Rotes Kreuz (DRK) Generalsekretariat
Aus Liebe zum Menschen
Carstennstraße 58
12205 Berlin
Tel.: 030/85404-0
Fax: 030/85404-450
www.drk.de

Diakonisches Werk der EKD e. V.
Stafflenbergstraße 76
70184 Stuttgart
Tel.: 0711/2159-0
Fax: 0711/2159-222
www.diakonie.de

Hirnliga e. V. Geschäftsstelle
Deutschlands Alzheimer Forscher
Postfach 1366
51657 Wiehl
Tel.: 02262/9999917
www.hirnliga.de

Vergissmeinnicht – Deutsche Demenz Stiftung
Brockweg 170
33334 Gütersloh
Tel.: 05241/4000-197
Fax: 05241/4000-198
www.deutsche-demenz-stiftung.de

wir pflegen e. V.
Interessenvertretung begleitender Angehöriger
und Freunde in Deutschland
c/o Dr. Hanneli Döhner
Universitätsklinikum Hamburg-Eppendorf
Institut für Medizin-Soziologie, AG Sozialgerontologie

Martinistraße 52
20246 Hamburg
Tel.: 040/7 41 05 45-28
Fax: 040/7 41 05 45-06
(Weitere Ansprechpartner nach Bundesländern
auf der Internetseite)
www.wir-pflegen.net

Regional:
Alzheimer-Selbsthilfegruppen
Gedächtnissprechstunden
Auf den Internetseiten der Deutschen Alzheimer Gesellschaft oder des Deutschen Grünen Kreuzes nach Postleitzahlen aufgeführt.
www.deutsche-alzheimer.de
www.dgk.de

Österreich

Alzheimer Angehörige Austria
Obere Augartenstraße 26 – 28
A – 1020 Wien
Tel.: 00 43-(0)1/3 32 51 66
www.alzheimer-selbsthilfe.at

M. A. S. Alzheimerhilfe
Morbus Alzheimer Syndrom –
Gemeinnütziger Verein für interdisziplinäre Gerontologie
Lindaustraße 28
A – 4820 Bad Ischl
Tel.: 00 43-(0)61 32/2 14 10
Fax: 00 43-(0)61 32/2 14 10-10
www.alzheimer-hilfe.at, www.mas.or.at

Österreichische Alzheimer Gesellschaft (ÖAG)
c/o Univ. Prof. Dr. Reinhold Schmidt
Universitätsklinik für Neurologie,
Medizinische Universität Graz
Auenbruggerplatz 22
A – 8036 Graz
Tel.: 0043-(0)316/385-3397
www.alzheimer-gesellschaft.at

Schweiz

Alzheimer Forum Schweiz
Postfach 7832
CH – 3001 Bern
www.alzheimerforum.ch

Schweizerische Alzheimervereinigung
Rue des Pêcheurs 8 E.
CH – 1400 Yverdon-les-Bains
Tel.: 0041-(0)24/4262000
Alzheimertelefon: 0041-(0)24/4260606
www.alz.ch

Glossar

AChE-Hemmer: Medikamentenfamilie, die bei der Alzheimer-Krankheit und der Lewy-Körper-Demenz verwendet wird. In Deutschland sind drei AChE-Hemmer im Handel: Donepezil, Rivastigmin und Galantamin. Die Wirksamkeit dieser Medikamente ist nur vorübergehend, weil sie das Vorhandensein von Neuronen erfordert, die noch zur Azetylcholinsynthese in der Lage sind.

Agnosie: Kognitive Störung, die durch die mangelhafte Fähigkeit des Wiedererkennens bei einer bestimmten Sinnesmodalität gekennzeichnet ist: Visuelle Agnosie von Gegenständen oder Buchstaben, Prosopagnosie, auditive Agnosie (Unfähigkeit, Töne, Geräusche oder Sprache zu erkennen), taktile Agnosie (Unfähigkeit, Gegenstände durch Tasten zu identifizieren).

Alzheimer-Krankheit: Degenerative Erkrankung des Gehirns, die durch senile Plaques und neurofibrilläre Degenerationserscheinungen gekennzeichnet ist und mit der Schwierigkeit beginnt, Informationen aus der jüngsten Vergangenheit zu behalten. Sie beeinträchtigt allmählich die Geistes- und Verhaltensfunktionen.

Amyloide Plaques (oder senile Plaques): Eine der beiden wichtigsten Schädigungen bei der Alzheimer-Krankheit (neben den neurofibrillären Degenerationserscheinungen). Diese Schädigungen, die zwischen den Neuronen stattfinden, entstehen durch Ablagerungen eines bestimmten Proteins (Amyloid oder Beta-Amyloid), die von Neuronentrümmern umgeben sind. Künftige Medikamente zielen darauf ab, der Bildung dieses für die Neuronen toxischen Proteins entgegenzuwirken.

Androgene: Männliche Geschlechtshormone

Anomie: Unfähigkeit oder Schwierigkeit, Wörter zu finden, aufgrund einer Schädigung der für die Sprache zuständigen Hirnregionen.

Anosognosie: Unfähigkeit eines Patienten, sich seiner Schwierigkeiten oder Störungen, die er leugnet oder unterschätzt, bewusst zu werden.

Apraxie: Kognitive Störung, die durch den Verlust des motorischen Programms für Bewegungen gekennzeichnet ist, wohingegen die Gliedmaßen nicht gelähmt sind.

Axon: Langer, schlanker Fortsatz einer Nervenzelle, an deren Ende sich eine Synapse befindet, die die Verbindung mit einer anderen Nervenzelle herstellt. Das Aktionspotential breitet sich entlang des Axons aus, welches auch Substanzen transportiert, die für die Synthese der Neurotransmitter notwendig sind.

Azetylcholin: Azetylcholin ist einer der Neurotransmitter, die die Kommunikation zwischen bestimmten Nervenzellen des Gehirns oder zwischen Nervenzellen und Muskeln ermöglichen. Dieses Molekül spielt eine wichtige Rolle für das Gedächtnis beim Lernen. Die Alzheimer-Krankheit zeichnet sich durch einen Mangel an Azetylcholin aus.

Benson-Syndrom: Degenerationserkrankung, die sich durch eine Rückbildung der hinteren Regionen des Gehirns auszeichnet und für visuelle und gestische Störungen verantwortlich ist, die allmählich zum Autonomieverlust führen.

Betablocker: Ein in der Kardiologie gebräuchliches Medikament, insbesondere gegen arteriellen Bluthochdruck.

Betreuung: Die Betreuung (§§ 1896 ff. BGB) beinhaltet die rechtliche Vertretung des geschäftsunfähigen Betreuten durch einen Betreuer, dessen Handlungen sich nach den Wünschen und dem Wohl des Betreuten richten sollen. Das Verfahren wird erst bei Geschäftsunfähigkeit aus konkretem Anlass eingeleitet.

Betreuungsverfügung: Der Patient kann schriftlich festlegen, wer und in welchem Umfang später die Betreuung übernehmen soll, wenn er selbst nicht mehr geschäftsfähig ist. Inhalt sind hier vor allem Angelegenheiten des täglichen Lebens.

Capgras-Syndrom: Bei diesem Syndrom können zur Umgebung gehörige Personen eines Patienten für Doppelgänger gehalten werden, die an ihre Stelle getreten sind.

Creutzfeldt-Jakob-Krankheit: Eine sich rasch entwickelnde Demenz, die in vier bis sechs Monaten zum Tod führt. Diese Krankheit wird manchmal durch eine Transplantation der Hornhaut oder der dura mater übertragen oder durch Spuren des menschlichen Wachstumshormons. Es gibt auch Fälle, die im Gefolge einer BSE-Epidemie (Rinderwahnsinn) aufgetreten sind.

Demenzerkrankungen: Es handelt sich um neurologische Krankheiten, die sich durch eine zunehmende Beeinträchtigung des Gedächtnisses und der Ideation auszeichnen, sich schrittweise mindestens sechs Monate lang entwickeln und mit anderen kognitiven und verhaltensbezogenen Störungen verbunden sind. Ihre Auswirkungen behindern die Alltagstätigkeiten des Patienten beträchtlich. Selbst wenn sie bei älteren Menschen häufiger vorkommen, sind Demenzerkrankungen keine unausweichliche Folge des Alterungsprozesses, sondern echte Krankheiten, die auf Schädigungen des Gehirns beruhen.

Dendriten: Fortsätze von Nervenzellen, die ihre Kommunikation untereinander oder mit Axonen über die Synapsen ermöglichen.

Dura mater: Eine der schützenden Membranen (Meningen), die das Gehirn und das Rückenmark umgeben.

Echolalie: Sprachverhalten eines Patienten, der wiederholt, was man ihm gerade gesagt hat, und dadurch eine Schwierigkeit der Organisation seiner Sprache zeigt.

Frontotemporale Demenzen: Häufige degenerative Demenzerkrankungen (30 000 Fälle in Deutschland), die durch eine Änderung der Persönlichkeit und des Verhaltens gekennzeichnet sind, wobei die Gedächtnisstörungen im Hintergrund stehen.

GABA: Wichtiger hemmender Neurotransmitter im Gehirn.

Glutamat: Aminosäure, die eine wichtige Rolle für das Funktionieren der Zellen besitzt. Außerdem spielt es die Rolle eines Neurotransmitters und greift in die Gedächtnisprozesse der Nervenzellen ein. Bei zu großer Konzentration führt es bei der Alzheimer-Krankheit zu verhängnisvollen Folgen.

Graue Substanz: Teil des Nervensystems, der aus den Zellkörpern der Nervenzellen besteht. Sie stellt die Verarbeitung der neuronalen Informationen sicher.

Handelsgenehmigung: Verwaltungsentscheidung, die Ärzten die Verschreibung eines Medikaments gestattet, das für eine oder mehrere bestimmte Krankheiten angezeigt ist.

Hirnszintigrafie: Bildgebende Untersuchung, bei der eine Kamera den Blutfluss als Widerspiegelung der Gehirnfunktion aufzeichnet, nachdem eine radioaktive Substanz injiziert wurde, die sich vorübergehend im Gehirn ausbreitet.

Huntington-Krankheit: Erbliche Erkrankung, die unwillkürliche Bewegungen (Chorea) mit einer vorzeitigen (ab 45 bis 50 Jahren) degenerativen Demenz verbindet.

Iatrogen: Eine Krankheit, ein Zustand oder eine Nebenwirkung sind iatrogen, wenn sie die Folge einer medizinischen Behandlung sind. Diese Folgen entstehen nicht notwendig durch einen Behandlungsfehler, sondern durch gewöhnliche, unerwartete oder unerwünschte Wirkungen von Medikamenten.

Ideation: Prozess der Erzeugung, Formulierung und Reifung einer Idee oder eines Gedankens.

Kognition: Die Gesamtheit derjenigen geistigen Prozesse, die für Erwerb, Speicherung, Umwandlung und Verwendung von Wissensinhalten zuständig sind, unter anderem Gedächtnis, Sprache, Aufmerksamkeit, komplizierte Bewegungen, Denken, Problemlösen, Planen, Entscheidungsfindung.

Kognitive Reserve: Die kognitive Reserve ist ein Anpassungsprozess des Gehirns (Neuroplastizität), der auf der Optimierung kognitiver Leistungen beruht.

Korsakow-Syndrom: Schwere Amnesie, die auf einem Vitamin-B1-Mangel beruht und häufig bei chronischen Alkoholikern vorkommt. Die Zerstörung zweier kleiner Gehirnregionen, die Mamillarkörper genannt werden, führt zu einer schweren und irreversiblen Gedächtnisstörung mit starker Vergesslichkeit, Fehlern beim Wiedererkennen und Fabulierungen.

Leukoenzephalopathien: Krankheiten, die durch eine Veränderung der weißen Gehirnsubstanz gekennzeichnet sind. Sie betreffen Kinder und Erwachsene. Bei letzteren sind die Hauptformen die der multiplen Sklerose oder jene, die auf einen chronischen Bluthochdruck zurückgehen.

Lewy-Körper-Demenz: Wenig bekannte, aber sehr häufige Krankheit (15 % der Demenzerkrankungen). Sie beinhaltet visuelle Halluzinationen, Steifheit des Körpers, unberechenbare Schwankungen geistiger Leistungen, Schlafstörungen, Verwirrung, Wahnvorstellungen, übermäßige Schläfrigkeit tagsüber. Ihre Behandlung ist dieselbe wie bei der Alzheimer-Krankheit.

Lumbalpunktion: Durch den Einstich einer Nadel zwischen zwei Wirbeln entnimmt man eine kleine Menge Rückenmarksflüssigkeit, die das Nervensystem umgibt. Die Analyse der Rückenmarksflüssigkeit erlaubt die Bestimmung von Infektions- oder Entzündungskrankheiten.

Mesulam-Syndrom (oder auch progressive Aphasie): Konzentrierte Form einer degenerativen Erkrankung des Gehirns, die zunehmend die Sprachregionen in Mitleidenschaft zieht und für eine Aphasie verantwortlich ist, wohingegen die Autonomie des Patienten lange unberührt bleibt.

MMS: Der MMS (*Mini Mental State*) ist ein Test, der den Ärzten eine rasche Feststellung des Grads der kognitiven Beeinträchtigung eines Patienten anhand eines Testergebnisses von maximal 30 Punkten gestattet. Er stellt keine Demenz- oder Alzheimerdiagnose, sondern zeigt den Schweregrad der Erkrankung an. Der MMS ist auch für die regelmäßige Nachbetreuung des Patienten nützlich.

MRT: Das bildgebende Verfahren durch Magnetresonanz ist eine radiologische Untersuchungsmethode, die die Ansicht eines Körperteils, insbesondere des Gehirns ermöglicht. Diese Untersuchungsmethode beruht nicht auf demselben Prinzip wie die Computertomographie (CT), insofern sie keine Strahlung verwendet, da sie durch einen Magneten erfolgt, der ein Magnetfeld produziert. Das MRT ermöglicht einen besseren Kontrast als die Computertomographie für die Feinanalyse der Hirnregionen.

Myoklonien: Schnelle, unwillkürliche Muskelzuckungen kleiner Amplitude. Auf natürliche Weise treten sie beim Einschlafen auf. Man beobachtet sie auch im Endstadium der Alzheimer-Krankheit.

Neurofibrilläre Degeneration: Eine der wichtigsten durch die Alzheimer-Krankheit verursachten Schädigungen (mit senilen oder amyloiden Plaques). Diese Schädigungen können bei der mikroskopischen Untersuchung des Gehirns eines verstorbenen Patienten beobachtet werden. Diese Anomalie beeinträchtigt Funktion und Architektur der Nervenzellen, indem sie insbesondere die Absonderung des Neurotransmitters der Nervenzelle vermindert.

Neuroleptika: Psychotrope Medikamente, die bei Wahnvorstellungen, aggressivem Verhalten oder Halluzinationen eingesetzt werden. Die Nachteile dieser Medikamente sind: Körperliche Steifheit, Apathie, geistige Verlangsamung. Bei älteren Menschen und dementen Patienten sollten sie vorsichtig verwendet wenden.

Neuron: Wichtigste Nervenzelle. Diese Zelle besitzt die einzigartige Fähigkeit, eine Information in Form eines elektrischen Signals zu übertragen, das sich entlang ihres Axons ausbreitet, an dessen Ende einer oder mehrere Neurotransmitter ausgeschüttet werden.

Neurotransmitter: Molekül, das von einem Neuron an seinen Synapsen beim Eintreffen eines Aktionspotentials abgesondert wird. Diese Freisetzung ermöglicht die Übertragung der Information an das nächste Neuron.

Östrogene: Weibliche Geschlechtshormone

Palilalie: Sprachverhalten eines Patienten, der mehrmals eine Silbe oder ein Wort wiederholt.

Parkinson-Krankheit: Neurologische Krankheit, die in einem Alter von 50 bis 60 Jahren auftritt und durch degenerative Schädigungen derjenigen Hirnregionen gekennzeichnet ist, die die

Motorik steuern. Die Patienten haben steife Glieder und einen steifen Körper, bewegen sich langsam und manchmal zittern ihre Hände leicht. Häufig kommt es zu kognitiven Störungen und möglicherweise auch zu einer Demenzerkrankung.

Patientenverfügung: Damit kann der Patient seine Wünsche für eine spätere medizinische Behandlung festlegen, wenn er dazu nicht mehr in der Lage ist. Sofern sie nicht dem Wohl des Patienten entgegensteht, muss sich der behandelnde Arzt danach richten.

PET-Scan: Die Positronen-Emissions-Tomografie, die im Englischen PET (*Positron Emission Tomography*) genannt wird, ist eine sehr teure medizinische Untersuchung mit bildgebenden Verfahren, bei der eine Kamera den Neuronenstoffwechsel nach der Injektion einer radioaktiven Substanz aufzeichnet, die sich vorübergehend im Gehirn ausbreitet.

Pflegeversicherung: Nach Einstufung in eine der Pflegestufen übernimmt die Pflegeversicherung einen Großteil der Pflegekosten, entweder in Geld- oder Sachleistungen.

Pflegestufen: Drei-Stufen-System, gestaffelt nach Hilfsbedürftigkeit bei alltäglichen Verrichtungen. Alzheimer-Patienten in einem frühen Stadium können in „Pflegestufe 0" eingeordnet werden und erhalten damit ggf. Sonderzahlungen der Sozialhilfe.

Prosopagnosie: Unfähigkeit eines Patienten, vertraute Gesichter wiederzuerkennen.

Psychotrope Medikamente: Medikamente, die auf Verhaltenssymptome oder psychiatrische Krankheiten einwirken. Antidepressiva, angstlösende Mittel, Neuroleptika und Schlafmittel sind psychotrope Medikamente.

Schlaganfall: Ein Schlaganfall entsteht entweder durch eine Blutung, die auf einen Riss in der Wand einer Hirnarterie zurückgeht, oder durch einen Infarkt einer Gehirnregion infolge der Blockade des Blutkreislaufs einer Hirnarterie durch ein Blutgerinnsel. Je nach dem Ort des Schlaganfalls weisen die Patienten verschiedene Symptome auf: unter anderem halbseitige Lähmung, Sprachstörungen.

Schmelztablette: Eine Schmelztablette löst sich schnell im Mund, in einer Flüssigkeit oder einem Nahrungsmittel auf (in 10 bis 30 Sekunden). Dadurch kann ein Patient, der die Einnahme verweigert oder der Schwierigkeiten beim Schlucken hat, dazu gebracht werden, es dennoch einzunehmen.

Schwerbehindertenausweis: Kann bei dauerhaften Funktionsbeeinträchtigungen in allen Lebensbereichen beantragt werden, um bestimmte Begünstigungen (unter anderem Steuervorteile, Preisnachlässe im öffentlichen Nahverkehr, Befreiung von Rundfunkgebühren) in Anspruch zu nehmen.

Serotonin: Neurotransmitter.

Sozialhilfe: Reichen die Zahlungen der Pflegeversicherung zur Versorgung des Patienten nicht aus oder werden noch keine gewährt, können verschiedene Leistungen der Sozialhilfe beantragt werden, zum Beispiel Hilfe zur Pflege oder Grundsicherung im Alter und bei Erwerbsminderung.

Synapse: Verbindung, die die Kommunikation zwischen zwei Neuronen oder zwischen einem Neuron und einem anderen Zelltyp (zum Beispiel einer Muskelzelle) ermöglicht.

Vorsorgevollmacht: Der noch geschäftsfähige Erkrankte bestimmt eine Person, in Zukunft in konkret festgelegten Bereichen seine Interessen zu vertreten. Damit wird für diese ein Betreuungsverfahren entbehrlich. Im Fall schwerer medizinischer Eingriffe muss trotzdem das Einverständnis des Betreuungsgerichts eingeholt werden.

Weiße Substanz: Teil des Nervensystem, der aus den Axonen und Dendriten der Neuronen besteht. Sie gewährleistet die Übertragung der neuronalen Informationen von einer Hirnregion zu einer anderen.

Zuzahlungsbefreiung: Chronisch Erkrankte können eine Befreiung von der Zuzahlungspflicht bei verordneten Arzneimitteln beantragen, sofern eine entsprechende Bescheinigung vom Arzt vorliegt und sie bereits 1 % des jährlichen Bruttohaushaltseinkommens dafür aufgewendet haben.

Register